Alex Alfieri

Der Nervus Intermedius

Alex Alfieri

Der Nervus Intermedius

Ein eigenständiger Hirnnerv?

Südwestdeutscher Verlag für Hochschulschriften

Impressum / Imprint
Bibliografische Information der Deutschen Nationalbibliothek: Die Deutsche Nationalbibliothek verzeichnet diese Publikation in der Deutschen Nationalbibliografie; detaillierte bibliografische Daten sind im Internet über http://dnb.d-nb.de abrufbar.
Alle in diesem Buch genannten Marken und Produktnamen unterliegen warenzeichen-, marken- oder patentrechtlichem Schutz bzw. sind Warenzeichen oder eingetragene Warenzeichen der jeweiligen Inhaber. Die Wiedergabe von Marken, Produktnamen, Gebrauchsnamen, Handelsnamen, Warenbezeichnungen u.s.w. in diesem Werk berechtigt auch ohne besondere Kennzeichnung nicht zu der Annahme, dass solche Namen im Sinne der Warenzeichen- und Markenschutzgesetzgebung als frei zu betrachten wären und daher von jedermann benutzt werden dürften.

Bibliographic information published by the Deutsche Nationalbibliothek: The Deutsche Nationalbibliothek lists this publication in the Deutsche Nationalbibliografie; detailed bibliographic data are available in the Internet at http://dnb.d-nb.de.
Any brand names and product names mentioned in this book are subject to trademark, brand or patent protection and are trademarks or registered trademarks of their respective holders. The use of brand names, product names, common names, trade names, product descriptions etc. even without a particular marking in this works is in no way to be construed to mean that such names may be regarded as unrestricted in respect of trademark and brand protection legislation and could thus be used by anyone.

Coverbild / Cover image: www.ingimage.com

Verlag / Publisher:
Südwestdeutscher Verlag für Hochschulschriften
ist ein Imprint der / is a trademark of
AV Akademikerverlag GmbH & Co. KG
Heinrich-Böcking-Str. 6-8, 66121 Saarbrücken, Deutschland / Germany
Email: info@svh-verlag.de

Herstellung: siehe letzte Seite /
Printed at: see last page
ISBN: 978-3-8381-1071-4

Zugl. / Approved by: Alfieri, Alex: Der Nervus intermedius. Halle, Univ., Med. Fak., Habilitation, 110 Seiten, 2011

Copyright © 2012 AV Akademikerverlag GmbH & Co. KG
Alle Rechte vorbehalten. / All rights reserved. Saarbrücken 2012

Der Nervus intermedius:
Ein eigenständiger Hirnnerv?

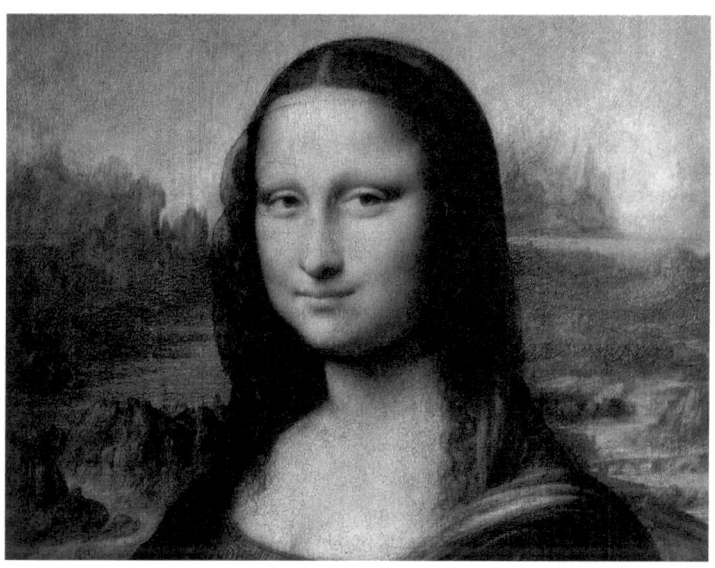

Alex Alfieri

2012

Quidquid vis fieri, fac; facienda faciet nullus pro te.

Dedicato a Francesca,

Valentina, Ludovica, Edoardo e Andreas

Dedicato a Mamma e Papá

Dedicato a Buba e Alida,

a Lori e Anna,

a Lucia e Dino.

Inhaltsverzeichnis

Einleitung _____ 6

Zielstellung _____ 7

Geschichte des Nervus intermedius _____ 8

Anatomische Vorkenntnisse _____ 17

Funktion und Klinik des Nervus intermedius _____ 32

Diagnose _____ 33

Intraoperative elektrophysiologie _____ 34

Materialien und Methoden _____ 36

Ergebnisse _____ 46

Diskussion _____ 73

Schlussfolgerungen _____ 81

Literturverzeichnis _____ 82

Verzeichnis der Abkürzungen und Symbole

KHBW: Kleinhirnbrückenwinkel

HSG: hintere Schädelgrube

CT: Computertomographie

MRT: Kernspintomographie

EMG: Elektromyographie

V: Nervus trigeminus.

VII: Nervus facialis.

VIII: Nervus cochlearis.

C.tym: Chorda tympani.

G. gen.: Ganglion geniculi.

MAI: Meatus acusticus internus

NSS: Nucleus salivatorius superior.

NPM: Nervus petrosus major.

NI: Nervus intermedius.

ORZ: Obersteiner-Redlich-Zone

PNS: peripherisches Nervensystem

REZ: Root entry/exit zone

Einleitung

Der NERVUS INTERMEDIUS VON WRISBERG ist unter unterschiedlichen Namen bekannt: Dazwischenliegender Nerv, intermediär Nerv, PORTIO INTERMEDIA, Nerv von WRISBERG, Nerv von SAPOLINI, oder PARS PARASYMPATHICA des Nervus facialis. Er wird üblicherweise als ein Anteil des Nervus facialis mit sensorischen und parasympathischen Fibern beschrieben (Lang, 1981; Bruyn, 1984; May und Shaitkin, 2000; Rauber und Kopsch, 2003). Auf Grund der im Vergleich mit den anderen Nerven des Kleinhirnbrückenwinkels (KHBW) bescheidenen Klinik, scheint er in der Neurochirurgie immer wieder unterschätzt zu werden. Dennoch stellt die Mikrochirurgie des KHBW auf Grund des hohen Verletzungsrisikos der Hirnnerven, der vaskulären Strukturen und des Hirnstammes eine besondere Herausforderung dar und setzt detaillierte neuroanatomische Kenntnisse voraus, die den Neurochirurgen und den Patienten bei einer morbiditätsarmen Behandlung unterstützen (Brackmann et al., 1978; Bremond und Garcin, 1987; Sterkers et al., 1994; Samii und Matthies, 1997; Koos et al., 1998; Rhoton Jr, 2000). Die häufigsten im KHBW anzutreffenden Tumoren sind vestibuläre Schwannome (sogenannte „Akustikusneurinome"), Meningeome, Epidermoide und Metastasen (Samii und Matthies, 1997). Auch vaskuläre Fehlbildungen und Aneurysmata sowie neurovaskuläre Kompressionen mit Neuralgien oder Spasmen der Gesichtsmuskulatur sind relativ häufige Befunde, die auf Prozesse im KHBW zurückzuführen sind, so dass die Mikrochirurgie dieser Region in den letzten Jahrzehnten zunehmend an Bedeutung und Ansehen gewonnen hat (Bremond und Garcin, 1975; Sterkers et al., 1994; Samii und Matthies, 1997; Koos et al., 1998; Rhoton Jr, 2000; Strauss et al., 2000; Strauss, 2002; Samii et al., 2010). Durch die Entwicklung und Anwendung unterschiedlicher intraoperativer Techniken ließ sich bei mikrochirurgischen Eingriffen im KHBW eine deutliche Reduktion der Morbidität und Mortalität erzielen (Arriaga et al., 1992; Sterkers et al., 1994; Samii und Matthies, 1997; Lanman et al., 1999; Bernat et al., 2010; Cheung et al.,

2010; Hillman et al., 2010; Samii et al., 2010; Stangerup et al., 2010). Trotz des bewundernswerten technologischen Fortschrittes in medizinischen und chirurgischen Anwendungen (wie zum Beispiel die intraoperative MRT-Bildgebung, die Neuronavigation, die Robotik, die intelligenten Instrumente, das intraoperative Neuromonitoring usw.), verlangt die feine mikrochirurgische Handfertigkeit eine perfekte Kenntnis der Funktion und der Anatomie neuraler Strukturen. In der Tat die Entwicklung einer Raumforderung im KHBW hat eine ausgeprägte Distorsion der normalen anatomischen Verhältnisse zur Folge. Der Chirurg hat die Aufgabe die einzelne funktionelle Struktur zu erkennen: Die Hirnnerven III bis XII, den Hirnstamm und die Gefäße. wie den venösen Sinus sigmoideus und Sinus cavernosus, den Bulbus venae jugularis, die Arteriae basilaris, vertebralis, cerebelli superior, cerebelli inferior anterior, cerebelli inferior posterior und die unregelmäßige Arteriae perforantes. Der Chirurg bekommt darüber hinaus multiple perioperative Informationen aus unterschiedlichen Quellen, arbeitet mit bedeutender Vergrößerung am Mikroskop und berücksichtigt folglich winzigste Charakteristika der neuralen Strukturen. Die Hirnnervenfunktionen können intraoperativ durch verschiedene elektromyographische Systeme überwacht werden (Strauss, 2002; Prell et al., 2007, 2010, Alfieri et al., 2011d, e). Der Operateur hat dadurch die Möglichkeit, einzelne Strukturen zu stimulieren, kontinuierlich und Anlass abhängig in ihrer Funktion zu überprüfen, und veränderte Strukturen optimal darzustellen. Trotz der jahrhundertlangen Forschung im anatomischen Bereich existieren jedoch Bereiche, in denen Funktion und Verlauf oft nicht vollständig beschrieben sind oder die Landmarken mangelhaft sind.

Dabei können Landmarken festgestellt werden, die für den Verlauf der in der Regel zeitaufwändigen Eingriffe von entscheidendem Nutzen können, weil in diesem Kontext auch die feinsten anatomischen Informationen wertvoll sind.

Zielstellung

Die vorliegende Arbeit dient mit einem umfassenden Einblick in die Geschichte, Anatomie, Embryologie, Klinik, Mikrochirurgie und mit Hilfe eigener originaler anatomischer und elektrophysiologischer Ergebnisse der Charakterisierung des Nervus intermedius als Schlüssel- und Orientierungspunkt bei Operationen im Kleinhirnbrückenwinkel.

Es wurde folgenden Fragen nachgegangen:

1. Welche historische Entwicklung hatte bisher der Nervus intermedius, wie bekannt sind seine Eigenschaften?

2. Haben die Nerven intermedius und facialis die gleiche embryologische Entwicklung?

3. Welche Funktionen übt der N. intermedius aus?

4. Ist der Nervus intermedius intraoperativ erkennbar und funktionell stimulierbar?

5. Ist der Nervus intermedius tatsächlich ein Teil des N. facialis?

6. Welche elektrophysiologische Merkmale charakterisieren den Nerv?

7. Sind die Fasern des Nervus intermedius stark myelinisiert und bestehen somit Hinweise einer motorischen Funktion des Nerves?

8. Behält der Nervus intermedius eigenständige Merkmale und erkennbare morphologische Charakteristika?

Geschichte des Nervus intermedius

Bartholomeus Eustachius, Professor für Anatomie in Rom und Archiater des Papsts, dokumentierte höchstwahrscheinlich den Nerv zum ersten Mal im Jahre 1563 in den Opuscola Anatomica (Eustachius, 1563) (Abb. 1). Bedauerlicherweise waren seine eindrucksvollen Abbildungen nicht beschriftet oder im Haupttext erklärt (Abb. 2).

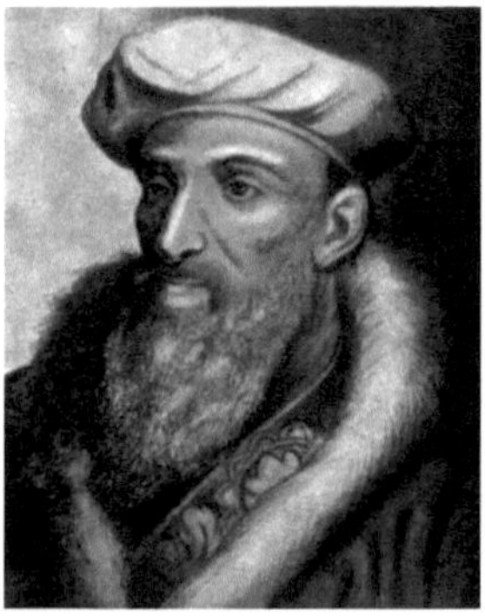

Abb. 1: Bartholomeus Eustachius im Jahre 1563 verfasste die „Opuscola anatomicae". Das Buch enthält die erste Abbildung des Nervus intermedius. Eustachius (1520-1574) war Professor für Medizin am Collegio della Sapienza in Rom und päpstlicher Leibarzt. (Foto aus: Vincenzo Guerini „L´arte dentaria presso gli antichi popoli italiani"; Richter & Co, 1894)

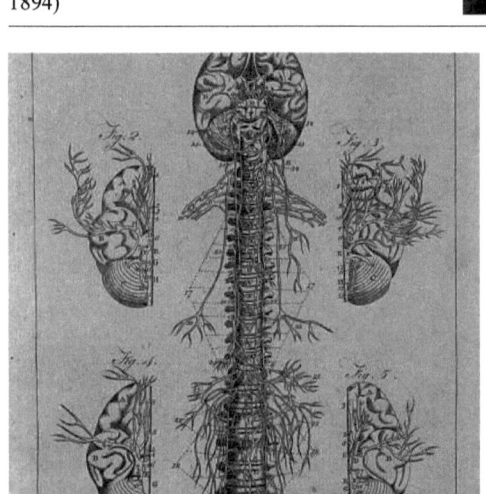

Abb. 2: Die Darstellung des Zentralnervensystems von Bartholomeus Eustachius aus seinem 1563 veröffentlichten Hauptwerk *Opuscola anatomicae*.

Erst 1777 identifizierte und beschrieb dann HEINRICH AUGUST WRISBERG, Professor für Anatomie an der Universität Göttingen, eindeutig den Nervus intermedius als *"portio media inter comunicantem faciei et nervum auditorium"* (Wrisberg, 1777) (Abb. 3).

Zu jener Zeit war die Nummerierung der Hirnnerven nicht einheitlich, regelhaft wurden - nach Galen - sieben Nerven aufgelistet (Shaw, 1992). In diesem Begleitumstand entstand WRISBERGS Werk mit dem Titel „OBSERVATIONES ANATOMICAE DE QUINTO PARE NERVORUM ENCEPHALI ET DE NERVIS QUI EX EODEM DURAM MATREM INGREDI FALSO DICUNTUR" (Abb. 5 und 6).

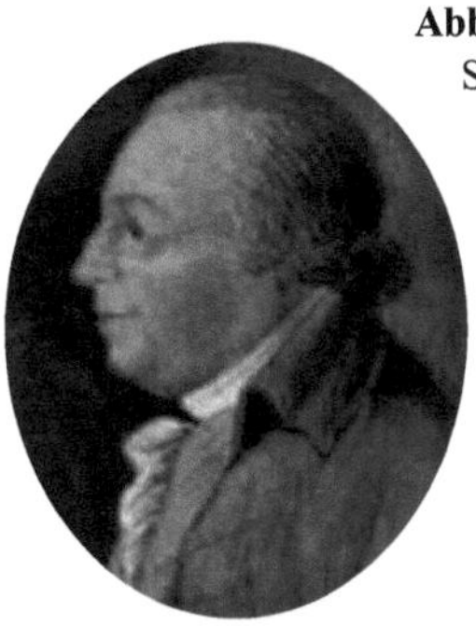

Abb. 3: Heinrich August Wrisberg (* 20. Juni 1739 in Sankt Andreasberg; † 29. März 1808 in Göttingen) war Gynäkologe und von 1753 bis 1758 Direktor der Klinik für Gynäkologie und Geburtshilfe der Georg-August-Universität Göttingen. 1805 wurde Heinrich August Wrisberg Nominalprofessor der Anatomie und leitete das Anatomische Institut. Sein bekanntester Doktorand war Samuel Sömmering. Bild aus der Klinik für Gynäkologie und Geburtshilfe, Georg-August-Universität Göttingen).

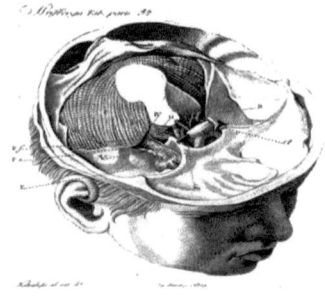

Abb. 4: Wrisbergs Abb. der vorderen, hinteren und mittleren Schädelbasis (Wrisberg, 1777).

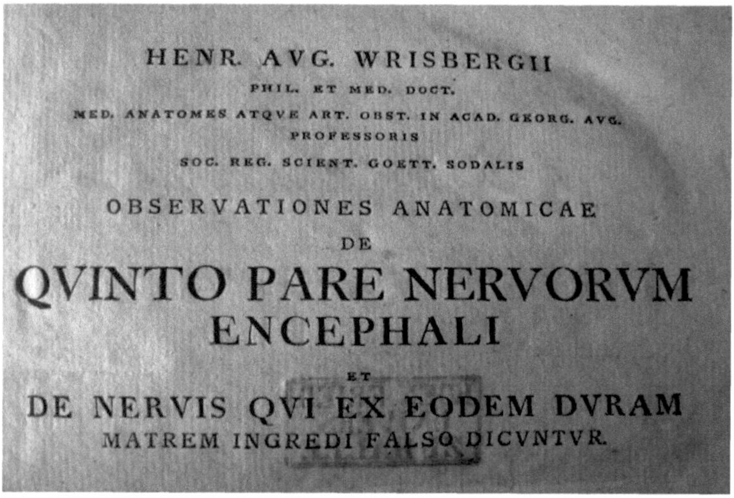

HENR. AVG. WRISBERGII
PHIL. ET MED. DOCT.
MED. ANATOMES ATQVE ART. OBST. IN ACAD. GEORG. AVG.
PROFESSORIS
SOC. REG. SCIENT. GOETT. SODALIS

OBSERVATIONES ANATOMICAE
DE
**QVINTO PARE NERVORVM
ENCEPHALI**
ET
DE NERVIS QVI EX EODEM DVRAM
MATREM INGREDI FALSO DICVNTVR.

Abb. 5: Erste Seite von Wrisbergs Hauptwerk (Wrisberg, 1777).

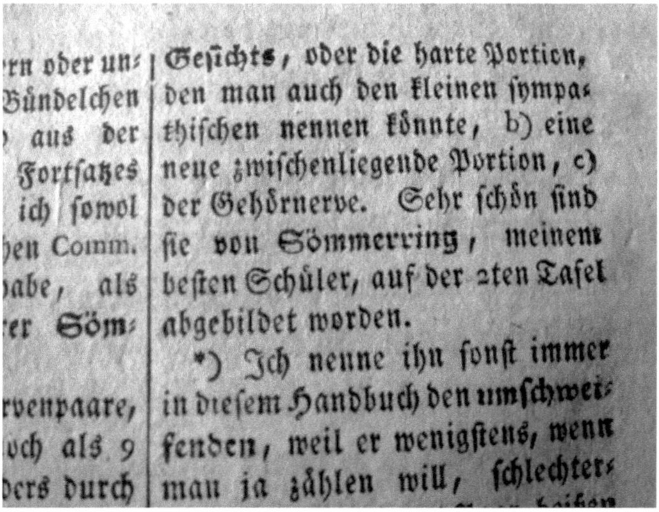
rn oder un-
Bündelchen
aus der
Fortsatzes
ich sowol
hen Comm.
habe, als
er Söm-
rvenpaare,
och als 9
ders durch

Gesichts, oder die harte Portion, den man auch den kleinen sympathischen nennen könnte, b) eine neue zwischenliegende Portion, c) der Gehörnerve. Sehr schön sind sie von Sömmerring, meinem besten Schüler, auf der 2ten Tafel abgebildet worden.

*) Ich nenne ihn sonst immer in diesem Handbuch den umschweifenden, weil er wenigstens, wenn man ja zählen will, schlechter-

Abb. 6: Ein Extrakt von Wrisbergs Text, mit der Aussage „....b) eine neue zwischenliegende Portion...von Sömmering, meinem besten Schüler.....“(Wrisberg, 1777).

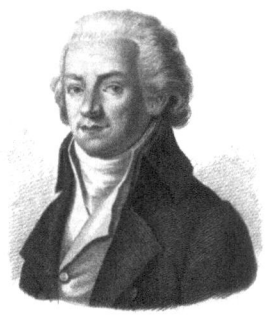

Abb. 7: Samuel Thomas von Sömmering (* 28. Januar 1755 in Thorn; † 2. März 1830 in Frankfurt am Main) war Anatom, Anthropologe, Paläontologe und Erfinder. Seine Untersuchungen über das Gehirn und das Nervensystem, über die Sinnesorgane, über den Embryo und dessen Missbildungen und über den Bau der Lungen machten ihn zu einem der bedeutendsten deutschen Anatomen. Porträt von Carl Wilhelm Bender, 1820.

S. T. SÖMMERING.

Wrisbergs Doktorand SAMUEL THOMAS VON SÖMMERING (Abb. 6, 7), der den Lehrstuhl für Anatomie an der Universität Mainz erlangte und später den Ruf an die Bayerische Akademie der Wissenschaften in München annahm, führte 1778 zum ersten Mal die bis heute gebräuchliche Einteilung der Hirnnerven in zwölf Paare ein (Sömmering, 1778). Sömmering wurde von seinem Doktorvater Wrisberg auf den kleinen Nervus intermedius aufmerksam gemacht, so dass in der ersten Fassung des Manuskripts der Nervus intermedius als eigenständiger Nerv bezeichnet wurde. Schließlich reduzierte Sömmering die Gesamtzahl der Hirnnerven von dreizehn auf zwölf (Soemmering, 1778; Soemmering, 1792). In den folgenden Jahrzehnten wurde Sömmerings Einteilung allgemein von der anatomischen Gesellschaft akzeptiert. Die Bezeichnung Nervus intermedius war jedoch umstritten. Die Anatomen des europäischen Festlands nannten ihn Nervus intermedius, und dieser Terminus wurde auch im Jahre 1895 offiziell in die Basler Nomina Anatomica aufgenommen (Kopsch, 1957). Die britischen Anatomen bevorzugten jedoch noch lange den Terminus *PARS INTERMEDIA OF WRISBERG* und diese Benennung wurde noch für Jahrzehnte weiterbenutzt (Flamm, 1967; Shaw, 1992; May and Schaitkin, 2002).

Die Untersuchungen von His, Retzius und Sapolini konnten das Ganglion geniculi als das sensorische Ganglion des Nervus intermedius identifizieren (Retzius, 1879; Sapolini, 1881; His, 1889).

Giuseppe Sapolini, Arzt des italienischen Königs Viktor Emanuel, kennzeichnete 1881 und 1883 den N. intermedius als 13. Hirnnerv und präzisierte die Anatomie des Nervs (Sapolini, 1881, 1883). Seine Festlegung wurde jedoch in den Folgejahren vom wissenschaftlichen Kreis nicht anerkannt. Erst 1989 - diesmal auf Vorschlag von Lobko und Khi´lkevich - wurde erneut die Hypothese der Eigenständigkeit des Nervs aufgestellt (Lobko und Khi´lkevich, 1989; Alfieri et al., 2010). Ernst Philipp Eduard Bischoff veröffentlichte über 100 Zeichnungen seiner eigenen mikroskopischen Untersuchungen der Hirnnerven (Bischoff, 1865).

Bischoffs Augenmerk richtete sich besonders auf die Anastomosen zwischen den Nerven facialis, vestibulocochlearis und intermedius. Der Nervus intermedius erreichte somit ein breites akademisches Ansehen und wurde gründlich untersucht und in zahlreichen Publikationen berücksichtigt, wie zum Beispiel in Weigners Monographie „Über den Verlauf des Nervus Intermedius" (Abb. 8) und anderen (Birmingham, 1895; Dixon, 1899; Kohnstamm, 1902; Weigner, 1905; Nageotte, 1906; Mills, 1910). Die detaillierte anatomische Beschreibung des Nervus intermedius und seiner Beziehungen zum Ganglion geniculi bildete die Grundlagen für spätere Erklärungen klinischer Beobachtungen (Alfieri et al., 2010).

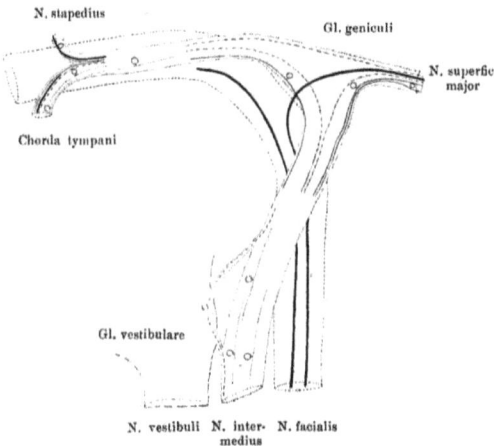

Abb. 8: Detaillierte Darstellung des Nervus intermedius (Weigner, 1910).

Der Nervus intermedius stellte ein optimales Beispiel der Korrelation zwischen klinischen Beobachtungen, Anatomie und Physiopathologie dar. John Nottingham führte im Jahre 1857 den Begriff „*tic douloureux*" des Ohres ein. Damit beschrieb er plötzlich auftretende Schmerzen des Ohres, begleitet von Rötung der Ohrmuscheln (Nottingham, 1857). Kennzeichnend war die absolute Schmerzfreiheit zwischen den Anfällen.

1876 Webber beschrieb diese typischen Schmerzen in sechs Fällen, in denen gleichzeitig eine Fazialisparese vorlag (Bruyn, 1984). In diesen Fällen befand sich der Schmerz im äußeren Gehörgang und im Mastoid mit atypischer Gesichts- und Occipitalausstrahlung. Er vermutete, dass der Schmerz durch die trigeminalen und cochlearen Zweige des Nervus vagus ausgelöst wird. Im Jahre 1909 berichtete Orbison über einen Fall von Herpes zoster mit tympanalen Ohrschmerzen, Tinnitus und Taubheit, aber ohne Fazialisparese (Orbison, 1909). Der in Boston, Baltimore und Yale tätige Neurochirurg Harvey Williams Cushing beobachtete eine anhaltende Dysästhesie in den vorderen zwei Dritteln der Zunge nach einem operativen Eingriff im hinteren Teil des Ganglion gasseri (Cushing, 1917). Cushing korrelierte diese Empfindungen mit dem Nervus facialis.

Schließlich konnte die systematische Arbeit von JAMES RAMSAY HUNT einen Zusammenhang zwischen dem Nervus intermedius und dem Tic Douloreaux des Ohres herstellen. In einer Folge von auf klinischen Beobachtungen des Herpes zoster oticus basierenden Publikationen von 1907 bis 1937, beschrieb JAMES RAMSAY HUNT im Detail die anatomischen und physiologischen Eigenschaften des Nervus intermedius und seine Beziehungen zum Ganglion geniculi (Hunt, 1907, 1915, 1937).

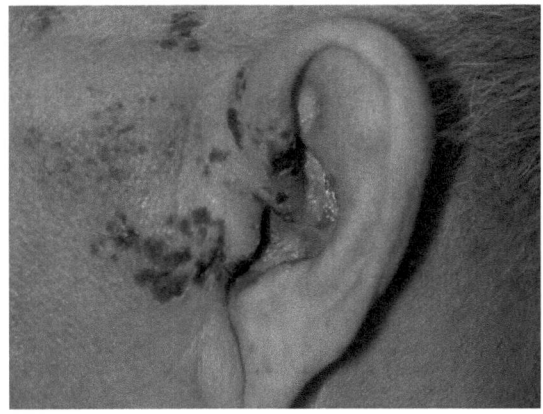

Abb. 9: Ramsay-Hunt-Zone, von den typischen herpetischen Blasen gekennzeichnet.

Hunt schilderte den kegelförmigen Hautinnervationsbereich des Nervus intermedius, der universell als RAMSAY-HUNT-ZONE (oder Zoster-Zone) bekannt geworden ist (Abb. 9). Dieser besteht aus der tympanischen Membran, dem Meatus acusticus externus, dem Tragus, dem Antitragus, dem Antihelix, der Wand des Meatus acusticus externus, der Concha und der Rille dazwischen. Hunt führte den Begriff GENIKULATUMNEURALGIE als Begriff für die oben beschriebene Schmerzverteilung im Gesicht und am Kopf ein. Diese Neuralgie, auch als RAMSAY HUNT-SYNDROM, NEURALGIA GENICULATA, ZOSTER OTICUS, HERPES ZOSTER OTICUS oder GENICULATE NEURALGIA bekannt, wurde in primär (oder idiopatisch), sekundär und reflektorisch unterteilt; es fehlten auch nicht Kritiker, die die Existenz dieser Neuralgie überhaupt anzweifelten (Reichert, 1934; Sterkers und Renou, 1976).

Aktuell schreibt die Internationale Kopfschmerz-Klassifikation (ICHD-3) der International Headache Society als verbindliche Anforderungen für die Diagnose einer Intermediusneuralgie (G51.80) die in der Tabelle 1 geschilderten Merkmale vor (Olesen und Third International Headache Classification Committee of the International Headache Society, 2011; Zerari-Mailly et al., 2005; Akard et al., 2009).

Tabelle 1: Merkmale der Intermediusneuralgie (Olesen und Third International Headache Classification Committee of the International Headache Society, 2011)
Intermittierend auftretende Schmerzparoxysmen in der Tiefe des Ohres, die Sekunden oder Minuten anhalten.
Nachweis einer Triggerzone an der Hinterwand des Gehörganges
Nicht auf eine andere Erkrankung zurückzuführen (andere Schmerzursachen, insbesondere eine strukturelle Läsion, wurden durch die Vorgeschichte, die körperliche und spezielle Untersuchungen ausgeschlossen).

Außerdem macht die International Headache Society darauf aufmerksam, dass Störungen der Tränen- oder Speichelsekretion und/oder des Geschmackes die Schmerzen begleiten können; dass eine häufige Assoziation mit einem Herpes zoster besteht und dass, im Hinblick auf die spärliche Innervation dieser Region durch den N. intermedius, bei einigen Patienten eine otalgische Variante der Glossopharyngeusneuralgie vorliegen könnte (Olesen und Third International Headache Classification Committee of the International Headache Society, 2011).

Im Falle einer Verletzung oder Kompression des Nervus intermedius kann es zu einem Verlust der Tränenproduktion und zu einer verminderten Sensibilität im hinteren Teil des externen Gehörganges kommen. Diese Konstellation ist seit dem Jahre 1966 als das HITSELBERGER-ZEICHEN bekannt (Tabelle 2), und als Frühzeichen eines Tumors im Kleinhirnbrückenwinkel anerkannt (Hitselberger, 1966; House und Hitselberger, 1968; Weidauer und Feldmann, 1973; Brackmann et al., 1978; House et al., 1984; House und Hitselberger, 1985; Benz und Baumgarten, 1987; Roberson et al., 1996; Lanman et al., 1999).

Tabelle 2: Das Hitselberger-Zeichen
Verlust der Tränenproduktion
Verminderte Sensibilität im hinteren Teil des Gehörganges

Die Aufmerksamkeit auf diesen Nerv scheint in den letzten Jahren weiter gewachsen zu sein. Zahlreiche Beschreibungen von chirurgischen neurovaskulären Dekompressionen sind kürzlich erschienen. Gleichermaßen wuchs auch in der Radiologie das Interesse an der Darstellung des Nervs mittels 3-Tesla-MRT (Yomo et al., 2010; Younes et al., 2010; Zimny und Sasiadek, 2010; Alfieri et. al 2011; Burmeister et al., 2011; Saers et al., 2011).

Anatomische Vorkenntnisse

Kerngebiete des Nervus intermedius

Der Nervus intermedius wird klassischerweise als parasympathisches Teil (PARS PARASYMPATHYCA) des siebenten Hirnnervs beschrieben (Abb. 10), mit zwei Ursprungskernen, welche sensible, sensorische und parasympathische Eigenschaften widerspiegeln (Monkhouse, 1990).

Für die parasympathischen Anteile ist der NUCLEUS SALIVATORIUS SUPERIOR verantwortlich. Tränendrüse, Nasen- Gaumen- und Unterzungendrüsen wie auch Orbita, und Nasenhöhle werden von diesen Anteilen versorgt. Die afferenten Geschmacksfasern aus der Chorda Tympani enden im NUCLEUS TRACTUS SOLITARII (May und Shaitkin, 2000).

Nucleus salivatorius superior

In diesem Kerngebiet befinden sich sekretorische, allgemein-viszeromotorische Nervenzellen. Es handelt sich um ein Kerngebiet mit ultraspezialisierten Zellen, dessen Nervenfasern für die parasympathische Versorgung der GLANDULA LACRIMALIS, NASALIS, PALATINAE, SUBMANDIBULARIS UND SUBLINGUALIS zuständig sind (May und Shaitkin, 2000; Gacek und Lyon, 2010).

Nucleus tractus solitarii

Der NUCLEUS TRACTUS SOLITARII, auch als Kern des TRACTUS SOLITARIUS oder NUCLEUS SOLITARIUS bekannt, erhält Fasern aus drei unterschiedlichen Nerven: Dem N. intermedius, dem N. glossopharyngeus und dem N. vagus (Maley et al., 1983). Der Kern sitzt zwischen der viszerosensorischen Zone des kaudalen Pons und des Bulbus. Der Geschmackskern besteht aus peptidergenen Neuronen, die vor allem für die Produktion des vasoaktiven intestinalen Peptids, des Corticoliberins und des Dynorphins zuständig sind (Drummond, 1995b). Man erkennt im Kern eine PARS GUSTATORIA (NUCLEUS OVALIS), einen medialen Abschnitt und einen kaudalen Kernabschnitt. Die pseudounipolaren Zellen des Nervus intermedius, die in der Pars gustatoria des Nucleus tractus solitarii enden, liegen im Ganglion geniculi und führen die Geschmackafferenzen aus den vorderen zwei Dritteln der Zunge zum Kernkomplex (Gacek und Lyon, 2010). Die Geschmackfasern aus dem Gaumen haben hingegen ihre Zellen im intrameatalen Verlauf des Nervus intermedius (Gacek und Lyon, 2010). Vom Nucleus tractus solitarii werden die Geschmacksafferenzen über den sogenannten NUCLEUS PARABRACHIALIS MEDIALIS dem ipsilateralen und dem kontralateralen Nucleus ventralis posteromedialis des Thalamus (PARS PARVOCELLULARIS) zugeleitet. Von dieser Zone erreichen Fasern den vorderen Teil der Insula am Limen insulae sowie das Operculum an der Fissura Sylvii (Guclu et al., 2009).

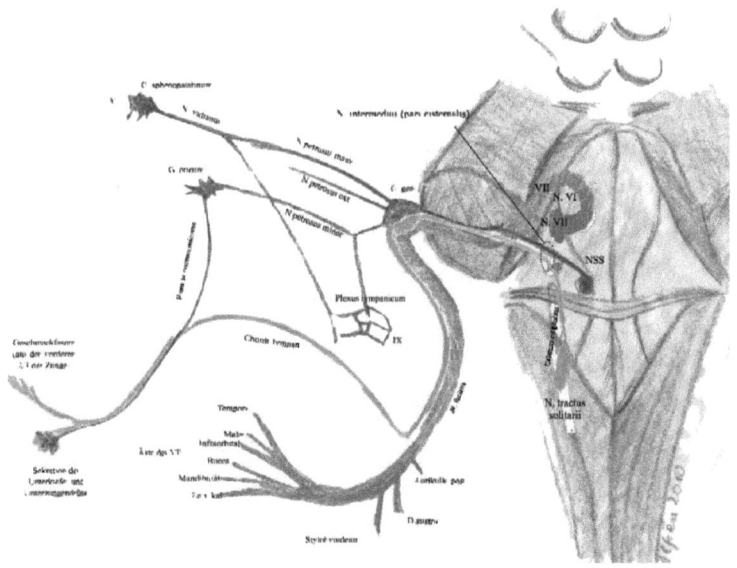

Abb. 10: Schematische Darstellung des Verlaufs des Nervus intermedius.

Der Verlauf des Nervus intermedius

Intrazerebraler Verlauf

Die den Nervus intermedius bildenden sensiblen und parasympathischen Fasern verlassen den Hirnstamm in der Regel getrennt vom motorischen Hauptstamm des Nervus facialis (Banfai, 1976). Zugleich wurde eine erhebliche Variabilität des Austrittes festgestellt (Rhoton et al., 1968a; Tschabitscher und Hocker, 1991; Oh et al., 2003). Der N. intermedius verlässt dann den Hirnstamm im Kleinhirnbrückenwinkel. Diese Strecke wird in der Literatur als PARS

CISTERNALIS bekannt (Fortuna et al., 1972). Der N. intermedius tritt dicht an der Pars vestibularis des N. vestibulocochlearis aus dem zentralnervösen System aus und besitzt einen Querschnitt von 0,09 mm (Van Buskirk, 1945). Nach Rhoton und Mitarbeiter, die 73 Nerven an 37 Autopsiepräparaten untersuchten, können am N. intermedius ein SEGMENTUM PROXIMALIS (dem VIII. Hirnnerv angelagert), ein SEGMENTUM INTERMEDIUM (freies Segment) und ein SEGMENTUM DISTALIS - der meistens zusammen mit dem Nervus facialis verläuft - voneinander abgegrenzt werden (Rhoton, 1968; Rhoton et al., 1968a; Rhoton, 2000). Die durchschnittliche Gesamtlänge der drei Segmente beträgt somit 21 mm (range 18-26). Innerhalb der HSG ließ sich der N. intermedius in 20% der Fälle nicht identifizieren. Häufig tritt er gemeinsam mit dem N. VIII aus dem zentralnervösen Organ aus. Das proximale, dem VIII. Hirnnerv angelagerte Segment ist im Mittel 8 mm lang, (range 6 bis 13 mm). Das freie Segment beträgt im Mittel 10 mm (range 1-18 mm), somit zwei bis vier Verbindungsfasern zum N. facialis nachgewiesen werden konnten. Die Fasern des N. intermedius vereinigen sich mit dem N. facialis im Mittel 5 mm (range 1-11mm) vor dem Erreichen des Fundus. Anschließend erreicht der Nervus intermedius den lateralen oberen Teil des N. facialis (Van Burksik, 1945). Er tritt in den Meatus acusticus internus ein und erreicht dort den Canalis facialis. Durch eine fast rechtwinklige Beugung an der vorderen Felsenbeinwand nach dorsal bildet er das GENICULUM EXTERNUM N. FACIALIS, auch als GANLION GENICULI bekannt. Bogenförmig zieht der Nervus facialis um das Tympanon nach kaudal. Es besteht somit hier eine enge topographische Beziehung mit dem Sinus sigmoideus (Aslan et al., 2001). Noch im Canalis facialis entstehen vom N. facialis folgende Nerven: der N. STAPEDIUS, der den gleichnamigen Muskel versorgt, die CHORDA TYMPANI sowie der RAMUS COMMUNICANS CUM PLEXU TYMPANICO. Dieser nimmt aus dem Plexus tympanicus des Nervus glossopharyngeus und dem Ramus auricularis nervi vagi sensible Afferenzen auf. So ist er an der sensiblen Innervation der Schleimhaut der Paukenhöhle und der Haut des äußeren Gehörgangs beteiligt (Eshraghi et al., 2002; Ulubil et al., 2009).

Fundus meatus acustici interni

Der Canalis facialis beginnt am oberen medialen Segment des Fundus meatus acustici interni. Der N. facialis und die Pars vestibularis superior werden von einer von Durafasern überzogenen halbmondförmigen Querleiste, die als CRISTA TRANSVERSA bezeichnet wird, von der Pars cochlearis und der Pars vestibularis inferior abgrenzt (May und Shitkin, 2000; Kriesche, 2003). Außerdem liegt eine kleinere vertikale Falte vor, welche von der Crista transversa nach oben verläuft und den Beginn des Canalis facialis von den Eingängen für den N. utriculo-ampullaris sowie die Pars vestibularis superior voneinander abgrenzt. Diese kleine vertikale Falte ist in der Neurochirurgie und Otochirurgie als BILL'S BAR bekannt (Abb. 28) - zu Ehren von William House - und eine anerkannte Landmarke in der Mikrochirurgie des Kleinhirnbrückenwinkels (Brackmann et al., 1978).

Ganglion geniculi

Das haubenförmige Ganglion geniculi ist im Mittel 1,09 mm lang, 0,6-0,8 mm hoch und 0,76 mm breit (Dobozi, 1975). Der Durchmesser des Ganglion beträgt im Mittel 1,8 mm (Schimert, 1936; Van Buskirk, 1945; Hall et al., 1969; Dobozi, 1975; Monkhouse, 1990). Innerhalb des Ganglion wurden im Mittel 2129 (1462-3682) unipolare Ganglienzellen mit einem Durchmesser von 25-40 μm nachgewiesen. Die Zellen des Ganglion geniculi besitzen einen Durchmesser von 64 μm (Monkhouse, 1990).

Fasern im N. intermedius

Die Geschmacksfasern verlaufen im N. intermedius zentralwärts und erreichen den Nucleus tractus solitarii. Außerdem ziehen im N. intermedius Schmerzfasern zum Nucleus spinalis des Nervus trigeminii sowie zu dem Nucleus cuneatus und gracilis (Rhoton et al., 1968a). Ein weiterer Weg für die von Hunt angegebene Schmerzzone (Abb. 15) erfolgt über den N. IX oder X. Als efferente Fasern gelten sekretorische Fasern aus dem Nucleus salivatorius superior (May und Shaitkin, 2000; Gacek und Lyon, 2010).

Hüllgewebe im N. intermedius und facialis

Der Übergang zwischen peripherem nichtglialem und zentralem glialem Nervensystem (Abb. 17) wird als REDLICH-OBERSTEINER-ZONE bezeichnet (Obersteiner und Redlich, 1895). In der Literatur gibt es Unstimmigkeiten mit dem Termin root entry/exit zone (REZ), der oft mit der ORZ verwechselt wird. Wie es in der Literatur mehrmals signalisiert wurde, die REZ ist als der sichtbare Punkt wo der Nerv verlässt den Hirnstamm- und kann durchaus nicht mit der ORZ übereinstimmen (De Ridder et al., 2002; Tomii et al., 2003). Die Unterscheidung lässt sich sowohl mit Licht- als auch mit Elektronenmikroskopie erkennen: Das zentrale Myelin der Olygodendrozyten wird durch das periphere Myelin der Schwannschen Zellen ersetzt. (Tschabitscher und Hocker, 1991; De Ridder et al., 2002; Tomii et al., 2003). Das Gliasegment ist beim N. Facialis unterschiedlich lang, von dem von Tarlov beschriebenen durchschnittlichen 0.8 mm bis zu den über 2.5 mm von Lang (Lang, 1981, 1985; De Ridder et al., 2002). Zeitnähere Untersuchungen zeigten jedoch eine Distanz der ORZ vom Hirnstamm im N. facialis von 8 bis 9.9 mm (Tomii et al., 2003). In der bisherigen Literatur wurde die Obersteiner-Redlich-Zone des Nervus intermedius nicht beschrieben. Die Bedeutung der Obersteiner-Redlich-Zone könnte jedoch eine Rolle in der

Pathogenese der Intermediusneuralgie spielen (Yomo et al., 2010; Younes et al., 2010; Zimny und Sasiadek, 2010; Burmeister et al., 2011; Saers et al., 2011)

Nervus facialis und intermedius, Blutversorgung

In der HSG werden der N. intermedius und facialis insbesondere von Ästen der bei 60% aller Menschen entwickelten A. PONTO-MESENCEPHALICA, von der A. CEREBELLI INFERIOR ANTERIOR (AICA) und korrelierten Arterien versorgt (May und Shaitkin, 2000). Im MAI verlaufen Äste der AA. LABYRINTHI, im weiteren Verlauf des Nervs ziehen Zweige des Ramus petrosus aus der A. meningea media ein. Der Ramus petrosus entspringt in 58% proximal des Foramen spinosum, in 42% distal davon (Lang, 1981, 1985). Er verläuft dann nach dorsolateral zum N. petrosus major, den er in unterschiedlichen Abständen bis zum Ganglion geniculi begleitet. Aus diesem Ast gehen kleinste Arterien zum Nerv ab, welche sich innerhalb des Nervengewebes in ein Kapillarlängsmaschennetz verzweigen (Lang, 1981, 1985). An der lateralen Seite des Nervs verlaufen auch die Venen. Am häufigsten biegen diese nach vorne in die den Ramus petrosus begleitenden Venen. Hinten bestehen Abflussmöglichkeiten zum Sinus sigmoideus. Aus der Pars mastoidea ziehen häufig weitlumige Venen direkt in die V. jugularis interna (Lang, 1985).

Gesichtsäste des Nervus facialis

Im folgenden Aschnitt werden die anatomischen Verhältnisse der neuralen Versorgung der Gesichtsmuskulatur vor allem in der perinasalen und perioralen Region kurz dargestellt (Abb. 18). Nachdem der N. facialis in die Parotis mündet, bildet er dort den PLEXUS PAROTIDEUS, der die Ohrspeicheldrüse in einen oberflächlichen und tiefen Teil teilt (May und Shaitkin, 2000). Der Nervus facialis beteiligt sich jedoch nicht an der Innervation der Parotis, die hauptsächlich von N. glossopharingeus ausgeht (Alfieri et al., 2011). Unter der Fascia masseterica zieht er bis zum vorderen Rand des Musculus masseter und zur oberflächlichen mimischen Gesichtsmuskulatur. Über den Jochbogen ziehen die Rami temporales zum Musculus occipito-frontalis sowie zum Musculus orbicularis oculi. Die Rami zygomatici versorgen die Umgebung der unteren Lidspalte, der Nasen- und der oberen Lippenregion. Der Musculus buccinator wie auch der Musculus orbicularis oris werden von den RAMI BUCCALES innerviert. Es gibt allerdings in der Literatur Unstimmigkeiten bezüglich des Ursprungs des Nervus buccales: es scheint eine Grenzzone zwischen N. trigeminus und facialis zu geben (Tohma et al, 2004). Parallel zum Unterkiefer verläuft der RAMUS MARGINALIS MANDIBULAE, der die Muskulatur der unteren Mundspalte versorgt. Die genannten Rami bilden Anastomosen mit dem Nervus trigeminus (Guizetti und Radlanski, 1996; Furutani et al., 2004).

Im einzelnen werden folgende Äste angegeben:

NERVUS AURICULARIS POSTERIOR (bei Tieren: Nervus auricularis caudalis): innerviert grundsätzlich die beim Menschen meistens atrophen hinteren Ohrmuskeln; die sensiblen Fasern, die die Huntsche Zone innervieren.

NERVUS AURICULARIS INTERNUS: Versorgt die Innenseite der Ohrmuschel.

RAMUS DIGASTRICUS: Innerviert den Venter posterior des Musculus digastricus.

RAMUS STYLOHYOIDEUS: Versorgt den Musculus stylohyoideus.

RAMI FRONTALES UND ZYGOMATICI (bei Tieren als Nervus auriculopalpebralis bekannt): Versorgen vordere Ohrmuskeln, Musculus frontalis und einige weitere Lidmuskeln (Musculus orbicularis oculi, Musculus retractor anguli oculi, Musculus levator anguli oculi) und den Musculus zygomaticus.

RAMI BUCCALES: Versorgen den Großteil der perioralen mimischen Muskulatur.

RAMUS MARGINALIS MANDIBULAE: Zieht zu den unteren, kaudalen mimischen Muskeln.

RAMUS COLLI: Zuständig hauptsächlich für den Platysma.

RAMI TEMPORALES: Innervieren den Musculus orbicularis oculi, Musculus procerus und die Musculi epicranii.

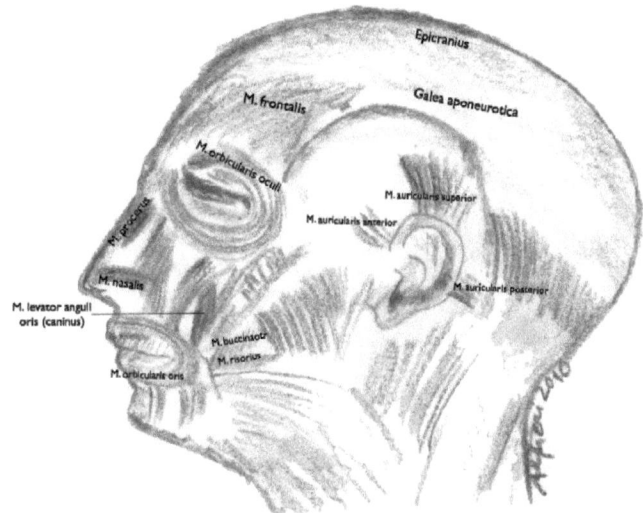

Abb. 18: Schematische Darstellung der Gesichtsmuskulatur, die mittels EMG in der Studie untersucht wird. Der MUSCULUS LEVATOR ANGULI ORIS („Mundwinkelheber") – auch als Musculus caninus bezeichnet – ist rot gefärbt. Der Muskel entspringt in der *Fossa canina* des Oberkiefers und strahlt in den Mundwinkel ein, wo sich seine Muskelfasern mit denen des Musculus zygomaticus, Musculus depressor anguli oris und Musculus orbicularis oris mischen. Der Muskel gehört zur mimischen Muskulatur und zieht den Mundwinkel nach oben. Bei Tieren ist er besonders entwickelt und ausgeprägt.

Embryologie des Nervus intermedius

Die Funktion und der Verlauf des Nervus intermedius können mit einem Einblick in die Embryologie des Nervs besser begriffen werden (Muller und O'Rahilly, 1989; Ladher et al., 2010).

Etwa um die 3. Woche nach der Befruchtung - im Stadium 9 nach Carnegie bei einer Länge des Keimlings von ca. 3 mm - findet sich eine Ganglienzellanhäufung an der medialen vorderen Flanke der Ohrblase, welche das PRIMORDIUM oder CRISTA ACOUSTICUSFACIALIS darstellt (May und Shaitkin, 2000; Ladher et al., 2010). Das PRIMORDIUM liegt dorsolateral des Rhombencephalons und enthält die ersten akustischen und fazialen Ganglien. Die Bezeichnung acustico-facialis stellt wiederum eine topographische Bezeichnung dar, eine gemeinsame Herkunft liegt nicht vor. Das Ganglion oticum entsteht in der Tat aus Zellen des Ohrbläschens und wird später das Labyrinth des inneren Ohres bilden; das Ganglion des Nervus facialis hingegen entwickelt sich aus der kranialen Fortsetzung der Neuralleiste (Gasser und May, 2000). Der somatomotorische Kern des N. facialis hat seinen Ursprung aus dem mediolateralen Abschnitt; er ist schon in der 5. Woche gut erkennbar und liegt zunächst unterhalb der Rautengrube und wird dann allmählich nach vorne und unten durch Verlängerung der Axone zu seiner endgültigen Position absteigen (Crosby und Dejonge, 1963). Die medioventrale Kolumne ist hingegen hauptsächlich von visceroefferenten Zellen gefüllt und wird, nach einer schon im Stadium 15 angefangenen Migration der Zellen nach lateral, die beiden Nuclei salivatores bilden. Beide Zellanhäufungen, die danach den Nucleus salivatorius superius und inferior bilden werden, sind schon im Stadion 16 vollständig gebildet (Muller und O'Rahilly, 1989; Ladher et al., 2010). Der Nerv mit dem fortgeschrittensten Entwicklungsgrad ist zu diesem Zeitpunkt der Nervus trigeminus.

Ab der 4. Woche sind N. facialis und acusticus schon distal differenziert zu erkennen. Auch die Chorda tympani ist abgrenzbar und verläuft eigenständig bis zum 1. Kiemenbogen, wo mutmaßlich eine Verbindung mit dem Nervus lingualis besteht (Ladher et al., 2010).

Am Ende der 5. Woche - im Stadium 16 bei ca. 10 mm-langen Keimlingen - laufen die Fasern des Nervus facialis vom Kerngebiet aus direkt nach lateral zu einem soliden Band zusammen, das unmittelbar medial das Ganglion acusticum verlässt. Anschließend biegt der Nerv rückwärts und verzweigt sich zwischen den Zellen des zweiten Kiemenbogenmaterials, aus denen später die Facialismuskulatur entsteht. Der N. facialis entspringt aus dem 2. Kiemenbogen und wird klassisch als Zweiter Kiemenbogennerv bezeichnet. Die Zunge und der Nervus lingualis entwickeln sich aber aus dem 1. Kiemenbogen, so dass eine Abweichung in der Entwicklung des Nervus intermedius im Vergleich mit dem N. facialis zu erkennen ist (Ladher et al., 2010). Die Fasern des Nervus intermedius verbleiben dorsal und kaudal im Vergleich zu denen des N. facialis. Die Separation der Fasern des Tractus solitarius vom gemeinsamen afferenten Trakt kann in den meisten embryologischen Präparaten beobachtet werden, vor allem im Areal des Eintritts des Nervus intermedius (O'Rahilly und Muller, 2010).

Ende des dritten Keimlingsmonats ist das durch Absonderung von Zellen aus dem Ganglion acustico-facialis im Stadium 14 entstandene Ganglion geniculi vollständig entwickelt (Monkhouse, 1990; Lobko und Khil'kevich, 1992; Gasser und May, 2000; Ladher et al., 2010 ; O'Rahilly und Muller, 2010). Das Ganglion geniculi ist als ein Neuroblastenkonglomerat in der Facialis-Region des Primordium erkennbar, dort wo CRISTA NEURALIS und PLACODE sich annähern. Studien im Hühnchenembryo deuten auf eine Genese des Ganglion geniculi aus der epibranchialen Placode, die durch den Fibroblast Growth Factor (FGF) 10 und 3 stimuliert wird (Ladher et al., 2010; Urness et al., 2010). Einige der Zellen verbleiben auf dem Weg des N. facialis innerhalb des Meatus acusticus internus und bilden dort ein Ganglion unterschiedlicher Größe, welches zuständig für den

Geschmack des Gaumen ist (Gacek und Lyon, 2010). Nerv und Ganglion liegen in einer Knorpelrinne der Pars petrosa, die später verknöchert. Das rostrale Ende der Knochenrinne bleibt über dem Ganglion geniculi gelegentlich ohne knöcherne Bedeckung, was auch von Leichenstudien und intraoperativen Beobachtungen bestätigt wurde (Rhoton et al., 1968b; Hall et al., 1969; Dobozi, 1975; Parisier, 1977; Glasscock et al., 1978; Minatogawa et al., 1980; Proctor und Nager, 1982; Rupa et al., 1992; Chung et al., 1997). Die Abdeckung erfolgt dann initial durch Bindegewebe, welches der Dura mater der Fossa cranialis media adhärent ist. Der Knochenkanal für die Chorda tympani entwickelt sich erst postnatal, an der Kontaktzone zwischen Pars petrosa und Pars squamosa (Whitehead und Frank, 1983; Muller und O'Rahilly, 1989; Monkhouse, 1990). Die Ossifikation des Dachabschnittes des Canalis facialis erfolgt aus einem Gebiet oberhalb des Hiatus mit einer dreieckigen Platte, welche nach lateral wächst. Zuletzt ossifiziert der pyramidale Kanalabschnitt: zwei Knochenplatten bilden um den M. stapedius die Eminentia pyramidalis.

Der N. intermedius tritt schließlich erst bei 16,5 mm langen Embryonen in Erscheinung (Carnegie Stadium 18-19).

Der N. petrosus major entwickelt sich bei 8,0-10,0 mm langen Feten (Stadium 15-16). Das Ganglion geniculi, das, wie schon erwähnt, im Stadium 13/14 bei etwa 6,5 mm langen Keimlingen entsteht, entwickelt sich aus der EPIBRANCHIALEN PLACODE, welche aus einem gemeinsamen dorsalen PLACODE-AREAL originiert (Ladher et al., 2010). Seine Verbindung mit dem noch ungeteilten Ganglion n. glossopharyngei erfolgt bei 16,5 mm langen Keimlingen (Carnegie Stadium 18-19). Später verbindet sich der N. facialis mit dem N. petrosus minor (22,0-26,0 mm, Stadium 21-22). Die Chorda tympani vereinigt sich mit dem N. lingualis bei 18,0 mm langen Keimlingen (Stadium 18) unmittelbar proximal des Ganglion submandibulare, nachdem vorher schon der N. auricularis posterior abgezweigt ist. Der Ramus auricularis posterior teilt sich dann in einen auf- und einen absteigenden Ast und erhält Kontakt mit den Nn. cervicales C2 und C3.

Postnatale Entwicklung des Nervus intermedius

Bei der Geburt sind Nervus facialis und intermedius nicht vom Knochen des Mastoids geschützt, da sich der Processus mastoideus erst zwischen dem 2. und 4. Lebensjahr vervollständigt. Die motorischen Fasern erhalten ihre vollständige Myelinisierung zwischen der Geburt und dem 4. Lebensjahr mit allmählichem Abbau der Konduktionslatenz und Steigerung des Anteils der myeliniserten Fasern auf Kosten der unmyeliniserten. Erst nach dem 40. Lebensjahr wird der Anteil an myelinisierten Fasern wieder abgebaut (May und Schaitkin, 2000).

Auf der Basis von embryologischen und anatomischen Daten entwickelten Lobko und Khi'lkevich im Jahre 1989 - mehr als 100 Jahre nach Sapolini - ihre Theorie von der Eigenständigkeit des Nervus intermedius von allen anderen Hirnnerven (Lobko und Khi'lkevich, 1989). Ihre Beweisführung beruhte auf der Tatsache, dass die Embryogenese des Nervus intermedius beim Menschen, der Katze und der Ratte ähnlich verläuft. Auch die direkten Verbindungen zwischen Ganglion geniculi, Ganglion pterigopalatinum und Hirnstammkernen sprechen für den Status eines autonomen Hirnnerven.

Daraus lassen sich auf der embryologischen Ebene folgende zusammenfassende Schlussfolgerungen ziehen (Tabelle 3).

(1) Die Erscheinung und Entwicklung des nucleus salivatorius superior ist direkt mit dem Nucleus salivatorius inferior (N. trigeminus) verbunden.

(2) Der Nucleus salivatorius entsteht aus der medioventralen Kolumne des Primordium oder Crista acusticofacialis.

(3) Das Ganglion geniculi ist als ein Neuroblastenkonglomerat in der Facialis-Region des Primordium schon ab Stadium 14 erkennbar und wird vom FGF 3 und 10 stimuliert.

(4) Einige der Ganglion-Zellen verbleiben auf dem Weg des N. facialis innerhalb des Meatus acusticus internus und bilden dort ein Ganglion unterschiedlicher Größe, welches für den Geschmack des Gaumens zuständig ist.

(5) Das Ganglion geniculi bleibt ohne knöcherne Bedeckung.

(6) Der Nervus facialis führt efferente Fasern zur Innervation des 2. Kiemenbogens, der Nervus trigeminus Fasern zur Innervation des 1., und der N. glossopharyngeus Fasern zur Innervation des 3. Kiemenbogens. Die embryologische Verwandschaft des Nervus intermedius scheint eher bei dem N. trigeminus zu suchen.

(7) Der N. intermedius erscheint erst beim 16,5-mm-langen Embryonen.

(8) Die Embryogenese des Nervus intermedius im Vergleich mit anderen Spezies zeigt eher eine Eigenständigkeit des N. intermedius.

Tabelle 3: Vergleich des Inerscheinungtretens der mit dem Nervus intermedius verbundenen Strukturen. Primordium: Crista acusticusfacialis. V: Nervus trigeminus. VII: Nervus facialis. VIII: Nervus cochlearis. C.tym: Chorda tympani. G.gen: Ganglion geniculi. NSS: Nucleus salivatorius superior. NVII: Nucleus facialis NPM: Nervus petrosus major. NI Nervus intermedius.

KRITERIEN	Primordium	V	VII	VIII	C.tym	G.geni	NSS	NVII	NPM	NI
Carnegie	9	12	12	12	12	14	16	16	15	19
Woche	3	4	4	4	4	5	14,0	15,0	9,0	11,0
Scheitel-Steiß-Länge Länge (mm)	3,0	4,2	4,2	4,2	4,2	6,5	10,0	11,0	8,0	16,5
Kiembogen	-	1	2	-	1	1	1	2	1	1

Funktion und Klinik des Nervus intermedius

Die Klinik des Ausfalls des Nervus intermedius ist nicht so spektakulär wie die einer Facialisparese. Die klinische Präsentation der Intermediusneuralgie ist, wie oben beschrieben, durch streng einseitige, attackenförmig lanzierende Schmerzen im Bereich des äußeren Gehörgangs mit Ausstrahlung in die Tiefe des Ohrs, zum Gesicht, bis hin zum Gaumendach und Oberkiefer gekennzeichnet. Häufig strahlen die Beschwerden auch nach dorsal bis zum Nacken aus und oft gesellt sich eine Hypersekretion der Speicheldrüsen dazu. Neben der idiopathischen gibt es auch eine symptomatische Form beim Herpes zoster des Ganglion geniculi, wobei hier auch eine Fazialisparese auftritt. Zur Behandlung wird - nach frustraner medikamentöser Therapie mit Gabapentin, Pregabalin oder Carbamazepin - die Neurotomie des Nervus intermedius oder des Ganglion geniculi durchgeführt (Pulec, 1976; Rose et al., 1979; Rushton et al., 1981; Yeh und Tew, 1984; Wake und Hitchcock, 1987; Rupa et al., 1991; Rupa et al., 1992; Young, 1992; Lovely und Jannetta, 1997; Alcaraz et al., 1999; Buyse et al., 1999; King et al., 2001; Pulec, 2002; Qiu et al., 2002; Sakas et al., 2007; Kanpolat et al., 2008; Osawa et al., 2009; Ozer et al., 2009).

Das Durchtrennen der Chorda tympani (Guinand et al., 2010) hat als Ergebnis eine vorläufige Geschmackstörung, die sich normalerweise auch bei einer beidseitigen Läsion innerhalb von Monaten zurückbildet. Ein größeres, langfristiges beschriebenes Problem stellt hingegen die Xerostomie dar, die mit sekundären Ulzerationen des Mundes den Patienten sehr entmutigen kann.

Die klinische dokumentierte Evidenz eines Trigeminus-Intermedius-Reflexes (Drummond et al., 1987; Drummond und Lance, 1987; Drummond, 1995a; Drummond, 1995b) demonstriert die enge Beziehung beider Nerven.

Das typische klinische Bild ist das sogenannte Krokodilstränenphänomen: Der einseitige Tränenfluss tritt bei der Nahrungsaufnahme ein , welcher mittels Botulinumtoxin erfolgreich beseitigt werden kann (Garmizo, 1987; Levin, 1987; Irving et al., 1995; Montoya et al., 2002; Murube, 2005).

Die Präsenz des schon beschriebenen Zeichens nach HITSELBERGER wird als Frühzeichen für Raumforderungen im Kleinhirnbrückenwinkel bewertet (Hitselberger, 1966; Weidauer und Feldmann, 1973; Brackmann et al., 1978; House et al., 1984; Benz und Baumgarten, 1987; Roberson et al., 1996; Akard et al., 2009).

In den letzten Jahren hat sich die mikrochirurgische Behandlung der Intermediusneuralgie durchgesetzt (Morgenlander und Wilkins, 1990; Haines und Torres, 1991; Lovely und Jannetta, 1997; Lovely et al., 1998; Younes et al., 2010; Saers et al., 2011). Analog zur Trigeminusneuralgie wird in der Tat behauptet, dass durch einen Gefäß-Nerven-Kontakt eine umschriebene Atrophie der Dendroglia/Myelinscheide (Obersteiner-Redlich-Zone) des Nervus intermedius entstehen kann und weiter konsequent zu Ephapsen führen kann, ohne bisherige Demonstration der Existenz und Lokalisierung der Obersteiner-Redlich-Zone im N. intermedius (Yeh und Tew, 1984; Solomon und Apfelbaum, 1986; Levin, 1987; Panagopoulos et al., 1987; Morgenlander und Wilkins, 1990; Haines und Torres, 1991; Lovely und Jannetta, 1997; Lovely et al., 1998; De Ridder et al., 2002; Slavik et al., 2008; Ozer et al., 2009; Cruccu et al., 2010; Teo und Eljamel, 2010; Younes et al., 2010; Saers et al., 2011). Die bisherig publizierten Fälle berichten über eine klinische Besserung nach der Lösung des vaskulären Konfliktes (Younes et al., 2010; Saers et al., 2011).

Diagnose

Zu den Möglichkeiten der Funktionsdiagnostik des Nervus intermedius zählen die

Überprüfung der Tränensekretion (Schirmer Test), der Speichelsekretion (Sialometrie) und des Geschmacks (Chemogustometrie, Elektrogustometrie und gustatorische evozierte Potenziale). Da sich jedoch mehrfach erwiesen hat, dass diese Tests keine prognostische oder topographische Relevanz haben (Tomita und Ikeda, 2002; Nichani et al, 2010; Guinand et al. 2010) - was wir auch in unserem Patientengut bestätigen konnten (Alfieri 2011e) - haben wir in der vorliegenden Arbeit bewusst auf die Durchführung dieser klinischen Untersuchungen verzichtet. Dies war auch ein Kritikpunkt der schon in dieser Richtung durchgeführten und deswegen nicht reproduzierbaren Studien (Stripf et al., 2007).

Intraoperative Elektrophysiologie

Wie schon erwähnt, können die anatomischen Verhältnisse in Anwesenheit eines Tumors bizarr verändert sein und die neuralen Strukturen rein anatomisch auch von erfahrenen Chirurgen nicht erkennbar. Um von unnötigen iatrogenen Schädigungen zu bewahren wird die Funktion der motorischen Hirnnerven kontinuierlich mit unterschiedlichen elektromyographischen Techniken monitorisiert; hierfür werden Elektroden in den entsprechenden Muskeln oder Muskelgruppen plaziert (Moller und Jannetta, 1984, 1985b; Sterkers et al., 1994; Romstock et al., 2000; Strauss et al., 2000; Prell et al., 2007; Prell et al., 2008). Durch die allgemeine Verbesserung von Hardware, Software und Algorithmen konnte die Sensibilität und Spezifizität dieser Methoden eine sukzessive Steigerung erreichen, so dass das Monitoring, z.B. des Nervus facialis, schon seit Jahren im routinemäßigen Setup der KHBW Chirurgie weltweit eingesetzt ist (Moller und Jannetta, 1985b, a; Samii und Matthies, 1997; Rampp et al., 2007; Alfieri et al., 2010; Bernat et al., 2010; Prell et al., 2010; Alfieri et al., 2011;

Alfieri und Strauss, 2011). Überraschend zeigte sich bei intraoperativen elektrophysiologischen Untersuchungen, dass die intraoperative elektrische Stimulation des Nervus intermedius eine selektive motorische Reaktion im Bereich des Musculus orbicularis oris hervorruft, die sich eindeutig von der Reaktion nach Stimulation des Nervus facialis unterscheidet. Diese Beobachtung konnte auch von der hallensischen Forschungsgruppe bestätigt werden (Ashram et al., 2005; Scheller et al., 2008; Alfieri et al., 2010; Prell et al., 2010; Alfieri et al., 2011a; Alfieri et al., 2011b; Alfieri et al., 2011c; Alfieri und Strauss, 2011).

Materialen und Methoden

Die Studie teilt sich in einen am Leichnam durchgeführten anatomisch-histologischen Teil und in einen patientenbezogenen klinisch-elektrophysiologischen Abschnitt.

Untersuchungen am Leichnam

Einschlusskriterien.

Verstorbene mit bereits vorliegender Körperspendeverfügung für wissenschaftliche Zwecke im Institut für Anatomie und Zellbiologie. Alter 18-85 Jahre. Außerdem wurden, für die morphometrischen Messungen, schon im Institut für Anatomie vorhandenen Präparaten

Ausschlusskriterien.

Todesursache durch bekannte hirnpathologische Prozesse.

Präparationsschritte.

Die Präparation begann mit einer hinter den Ohren ausgehenden biparietalen Schnittführung und mit der Retraktion und subperiostalen Abtragung von Haut und Galea aponeurotica (Abb. 11).

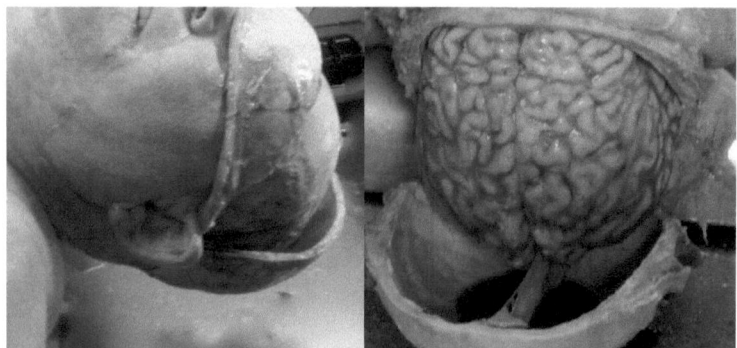

Abb. 11: Eröffnung der Schädelkalotte am Leichnam

Die Schädelkalotte wurde zirkumferentiell eröffnet und entfernt. Um Tel- und Diencephalon absetzen zu können, wurden der N. opticus in Höhe des Chiasma opticum durchtrennt, ebenso das Infundibulum der Hypophyse. Es folgte ein Horizontalschnitt durch den Hirnstamm in Höhe des Mesencephalons an der Vierhügelplatte (Abb. 12, 13, 14).

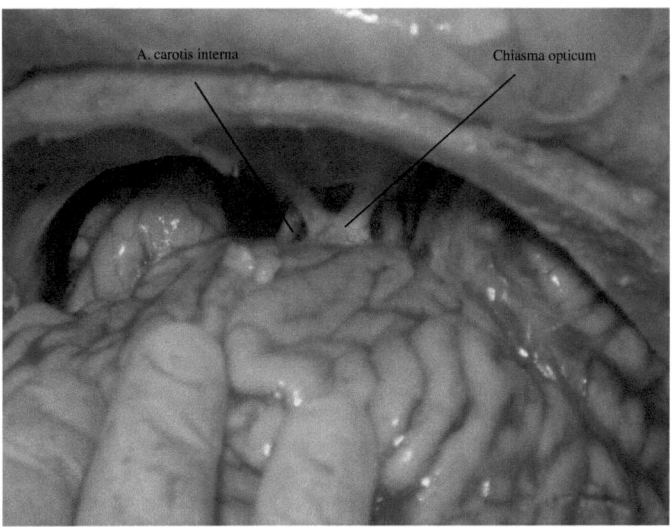

Abb. 12: Der N. opticus in Höhe des Chiasma opticum wird isoliert, ebenso das Infundibulum der Hypophyse. Auch die Gefäße, A. cerebri interna und posterior werden durchgetrennt.

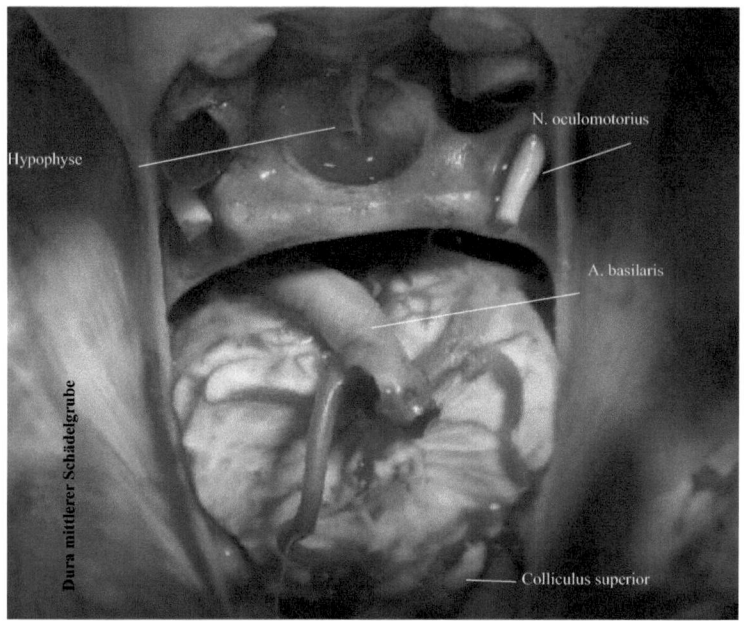

Abb. 13: Nach dem Horizontalschnitt in Höhe der Collicula stellt man die Dura der mittleren Schädelbasis über dem Felsenbein dar.

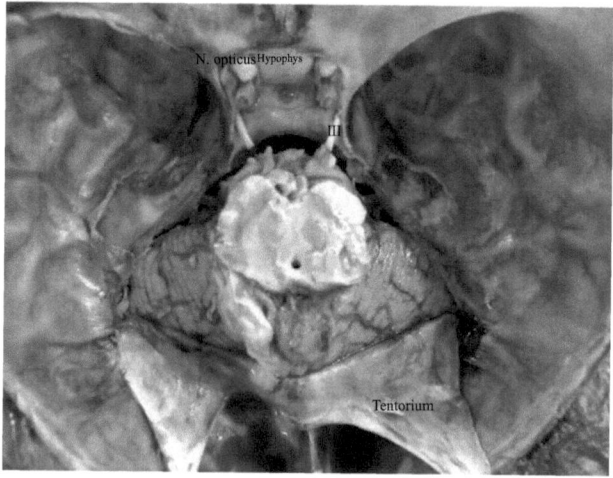

Abb. 14: Entfernung der Dura über den Felsenbeinen.

Die weiteren Schritte erfolgten mit Hilfe eines Operationsmikroskops (Wild/Leica M655, Leica Microsystems GmbH Wetzlar, Deutschland). Die Ablösung des Tentorium cerebelli entlang seiner Aufhängung an der Felsenbeinkante erfolgte mit mikrochirurgischen Instrumenten. Es folgte die Darstellung des N. intermedius in seinem Verlauf vom Hirnstamm bis zum Porus acusticus internus. Zusätzlich wurde der Nervus intermedius auch über den retrosigmoidalen Zugang präpariert, um den Chirurgen die Perspektive zu veranschaulichen (Abb. 15).

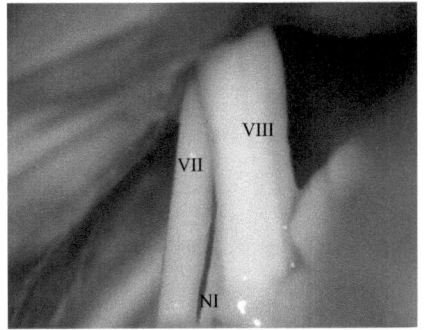

Abb. 15: Darstellung des N. intermedius am Leichnam durch den retrosigmoidalen Zugang.

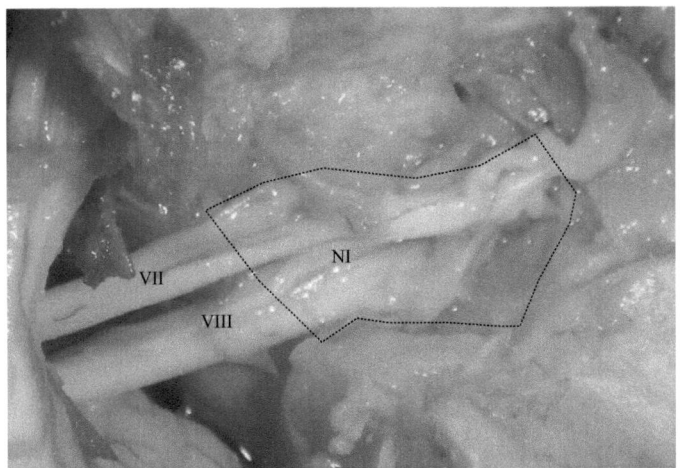

Abb. 16. Der Porus acusticus internus wurde mit dem Diamantbohrer eröffnet, um den Fundus, das Ganglion geniculi und den N. petrosus major darzustellen.

Mit Hilfe eines Diamantbohrers (Aesculap, Tuttlingen, Deutschland) wurde das Felsenbein eröffnet und der Fundus des Meatus acusticus internus, das Ganglion geniculi und der N. petrosus superficialis major freigelegt (Abb. 16). Die anatomischen Strukturen wurden vermessen und die topographische Anatomie wurde dokumentiert. Nach Entnahme wurde der Hirnstamm einschließlich der Hirnnerven, insbesondere des N. intermedius mit Ganglion geniculi und des N. petrosus superficialis major, bis zur histologischen Aufarbeitung in einer 4% Paraformaldehydlösung (für Lichtmikroskopie) fixiert.

Histologische Untersuchungen

Die Aufarbeitung der entnommenen Präparate mittels Paraffintechnik hatte zum Ziel, die OBERSTEINER-REDLICH-Zone des Nervus intermedius zu dokumentieren und zu analysieren sowie die myelinisierten Fasern darzustellen. Zu diesem Zweck wurde der Nervus intermedius mit dem Hirnstammanteil, aus dem dieser Nerv austritt, für die Weiterverarbeitung präpariert und 24 Stunden in 4% Paraformaldehydlösung, pH 7,3 (Merk, Darmstadt, Deutschland) bei 4°C in Phosphatpuffer immersionsfixiert. Danach wurde das Präparat mit Leitungswasser zwei Stunden lang gespült. Die Entwässerung erfolgte in einer aufsteigenden Alkoholreihe, zunächst über Nacht mit 70% Ethanol und dann jeweils zwei Stunden mit 80%, 90% und 96% Ethanol. Daraufhin wurde das Präparat zweimal je eine Stunde mit Isopropanol (Roth – Carl Roth GmbH, Deutschland) und dann dreimal je eine Stunde mit Xylol behandelt (Roth – Carl Roth GmbH, Deutschland). Als Nächstes wurde der Block mit heißem Paraffin gegossen, in welchen dann der Nervus intermedius mit dem angrenzenden Hirnstammanteil eingebettet wurde. Die Einbettung erfolgte über Nacht bei 60°C in einer ersten, danach 3 Stunden in einer zweiten Paraffin-Charge (Roth – Carl Roth GmbH, Deutschland). Nach Aushärtung wurde der Paraffinblock mit einem Schlittenmikrotom (Reichert-Jung, Österreich) geschnitten. Die Schnittdicke betrug 5 µm. Danach wurden die Schnitte auf beschichtete Objektträger montiert.

Es folgte die Färbung des Präparats mit Luxol Fast Blue. Hierbei handelt sich um einen Farbstoff, der aufgrund seiner spezifischen Affinität zu Neurokeratin insbesondere die Markscheiden leuchtend blau anfärbt. Das Präparat wurde in ein Tauchbad mit der Färbelösung Luxol Fast Blue gegeben, 12 Stunden bei 60°C inkubiert und anschließend mit Aqua dest. gespült. Zur Differenzierung wurden zunächst 10 Sekunden 0,05% Lithiumcarbonatlösung und dann, um den gelösten Farbstoff auszuwaschen, 20 Sekunden 70% Ethanol hinzugegeben. Anschließend wurde das Präparat erneut mit Aqua dest. gespült. Die Gegenfärbung der Kerne erfolgte mit Hilfe von Harris` Hämatoxylin (2 min). Nach Wässern mit Aqua dest. und Bläuen (5 min) wurde das Präparat mit Ethanol und Xylol in je zwei Portionen 96% und 100% entwässert. Abschließend folgte die Eindeckung für die Schnittführung.

Das fixierte Präparat wurde in drei Segmente geteilt, um jederzeit eine genaue Lokalisierung der Nervenquerschnitte zu ermöglichen. Die Einteilung erfolgte in einen proximalen Anschnitt (hirnstammnahes Segment), einen mittleren Anschnitt (cisternales Segment) und einen distalen Anschnitt (intrameatales Segment mit Ganglion geniculi und N. petrosus superficialis major).

Zur Quantifizierung der Myelinscheide wurde diese zunächst in 200-facher Vergrößerung eingestellt und in die 1000-fache Vergrößerung übertragen. Da Myelinscheide und Axon meist nicht kreisrund sind, wäre eine direkte Messung subjektiv und anfällig für Fehler. Um einen objektiven Vergleich zu ermöglichen, entschieden wir uns für die Berechnung des mittleren Außendurchmessers von Axon und Myelinscheide aus der gemessenen Querschnittsfläche.

Um die Anzahl der Axone vergleichen zu können, wurden die Axone des gesamten Nervenquerschnitts gezählt. Die Werte wurden tabellarisch zusammengefasst.

Klinischer und elektrophysiologischer Teil

Die Funktion des Nervus intermedius wurde klinisch bei einer konsekutiven Serie von in Universitätsklinikum Halle in den Jahren 2009 und 2010 an vestibulärem Schwannom operierten Patienten perioperativ überprüft.

Operatives Vorgehen und Identifizierung des NI

Alle Operationen wurden über einen suboccipito-lateralen Zugang von dem selben Operateur durchgeführt. Hierbei wurde der Patient in Rückenlage in eine Mayfield-Halterung eingespannt, nach Unterpolsterung der ipsilateralen Schulter wurde der Kopf zur Tumor abgewandten Seite mit Nase parallel zum Boden gedreht. Die durchschnittliche Größe der Kraniektomie betrug 2,5 x 1 cm. Die Eingriffen erfolgten ausnahmelos mit mikroskopischer Unterstützung (Zeiss NC4, Jena, Deutschland). Die Operationen wurden digital videodokumentiert. Nach der Duraeröffnung wurde zunächst die Cisterna magna eröffnet und somit Liquor abgelassen. Während der gesamten Operation wurde die Funktion der Hirnnerven XII, IX, VIII, VII, V und III kontinuierlich mit dem Ampel-System überwacht (Prell et al., 2010). Das Neuromonitoring wurde nach Bedarf mit Elektrostimulation über die zuvor in der Gesichtsmuskulatur angebrachten Elektroden ergänzt, da eine intrakranielle Stimulation messbare elektromyographische Aktivitäten ermöglichte. Die Funktion des N. cochlearis wurde über die Ableitung akustisch evozierter Potentiale überwacht. Um den Verlauf des Nervus facialis verfolgen zu können, wurde regelmäßig ein Oberflächen–Mapping durchgeführt.

Die Entfernung des Tumors erfolgte durch mikrochirurgische Präparierung und intrakapsuläre CUSA-Verkleinerung (Strauss et al. 2002). Der Meatus acusticus internus wurde schließlich mittels Diamantbohrer eröffnet und der Tumor auch aus dem inneren Gehörkanal ausgeräumt. Hier wurde anhand des Verlaufes der durch den Gehörkanal ziehenden Nerven der Tumorursprung bestimmt. Nach

Entfernung des Tumors aus dem Gehörkanal wurde meist eine Tachosil-Membran zum Verschluss des aufgebohrten Gehörgangs eingelegt, um eine Liquorfistel zu vermeiden. Die Dura mater wurde wasserdicht verschlossen.

Klinische Evaluation

Die klinischen Symptome einer Affektion des Nervus intermedius wurden perioperativ und nach 6 Monaten erfasst. Dazu gehörten: veränderte Sensibilität im äußeren Gehörgang, verminderter Tränenfluss, ein auf das Ohr projiziertes Druckgefühl sowie Geschmacksstörungen. Auf Grund der nur bedingten Zweckdienlichkeit anderer Untersuchungen (siehe oben, Kapitel Diagnostik) wurde auf weitere Analysen verzichtet. Intraoperative digitale Aufzeichnungen und Beobachtungen wurden durchgeführt. Die Gesichtsmuskelfunktion wurde präoperativ, intraoperativ und postoperativ photographisch dokumentiert.

Intraoperatives Neuromonitoring mit Identifizierung des NI

Die Methodik des Monitorings des Nervus facialis wurde speziell für die Chirurgie des KHBW entwickelt und beschrieben (Moller und Jannetta, 1984, 1985b, a, 1986; Haines und Torres, 1991; Sterkers et al., 1994; Römstock et al., 2000; Strauss, 2002; Ashram et al., 2005; Prell et al., 2007; Prell et al., 2010; Rampp et al., 2010). Diese Technik wird routinemäßig im Universitätsklinikum Halle angewendet und durch den Ausbau eines im Hause entwickelten multimodalen Monitorings auf alle motorischen Hirnnerven (III–XII) erweitert (Prell et al., 2010); die Daten des daraus folgenden Monitorings wurden für die Auswertung der vorliegenden Daten angewendet. Das intraoperative Monitoring der Gesichtsmuskulatur wurde in der schon von der Halleschen Gruppe beschriebenen Art und Weise durchgeführt (Römstock et al. 2000; Rampp et al., 2007; Prell et al., 2010; Rampp et al., 2011).

Zusammengefasst wurden 15 mm lange, nicht-isolierte Nadelelektroden nach anästhesiologischer Einleitung und definitiver Lagerung transkutan mit einer Distanz von ca. 5 mm voneinander parallel in die Gesichtsmuskeln inseriert. Die

Elektroden wurden zusätzlich mit Pflaster an der Haut fixiert, um Dislokationen zu vermeiden.

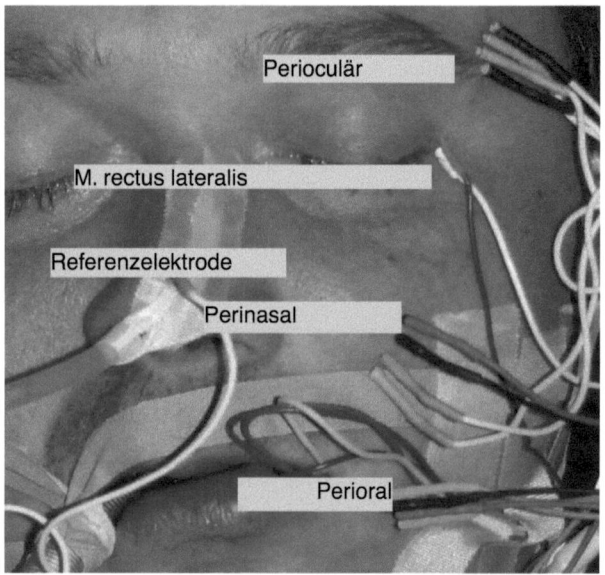

Abb. 17: Nadelelektroden wurden nach der Narkoseinleitung beim Patienten eingesetzt (Photo: Anke Dietz).

Vier Nadeln wurden für die Registrierung der drei Äste des Nervus facialis benutzt (Abb. 17), wobei eine Elektrode als Anode und die nächste als Kathode fungierte. Musculus rectus lateralis, M. masseter, sowie Rachen und Uvula wurden zusätzlich in die Registrierung einbezogen. Der Aufbau wurde mit einem im Haus produzierten Multikanalsystem verbunden (Rampp et al, 2011). Die Signale wurden durch einen Grass-Telefactor 15LT Biosignal-Verstärker (West Warwick, USA) mit 16 Kanälen aufgenommen. Alle Signale wurden mit einem 6485 Hz-Takt aufgenommen; sämtliche Artefakte wurden mit einem analogen 5Hz-pass Filter verringert; auf andere digitale Filter wurde verzichtet, um unnötige Bias zu verhindern. Andere Artefakte, zum Beispiel durch bipolare Koagulation, wurden nicht unterdrückt. Die Stimulation erfolgte mit einer

Impulsdauer von 200 µs und einer Frequenz von 7.9 Hz. Nervus intermedius und facialis wurden mit einem monopolaren System stimuliert (Neurosign 100, The Magstim Company Ltd.,Wales, UK).

Darstellung und Auswertung erfolgten kontinuierlich und online, so dass die Bewertung unmittelbar intraoperativ erfolgen konnte. Die Aufzeichnung wurde ausnahmslos vor dem Hautschnitt begonnen und ohne Pausen fortgesetzt. Eine erfahrene Medizinisch-Technische-Assistentin (Frau Anke Dietz) war während der Operation ständig anwesend und kommunizierte unmittelbar die EMG-Ergebnisse. Alle EMG-Daten wurden schließlich auf einen digitalen Speicher übertragen und archiviert. Eine multiple Analyse der Varianzen für jede Variable (Latenz, Amplitude und Schwelle) wurde durchgeführt (Rampp et al., 2011).

Statistische Auswertung

Die statistische Auswertung der Ergebnisse erfolgte mit Hilfe der Software SPSS® (Vers. 17.0, Chicago, IL, USA). Anhand des t-Tests zweier unabhängiger Stichproben wurden die Varianzen (Standardfehler im Quadrat) und Signifikanz ermittelt. Durch eine Varianzanalyse und den nachfolgenden Test auf Gruppenbildung wurde festgestellt, ob eine Korrelation zwischen den untersuchten Gruppen vorlag. Die Voraussetzung zur Durchführung eines t-Tests durch das Vorliegen einer Normalverteilung wurde überprüft. Als statistisch signifikant wurde die Irrtumswahrscheinlichkeit p der zu vergleichenden Mittelwerte 0.05 angenommen. Die Daten wurde mit Standardabweichung (*standard deviation*) im Sinne der positiven Wurzel aus der Varianz als ± Wert angegeben. Die Variationsbreite (*range*) wurde entsprechend als Differenz zwischen größtem und kleinstem Wert der Stichprobe $\{x_{(n)} - x_{(1)}\}$ angegeben.

Ergebnisse

Auswertung der anatomo-morphologischen Ergebnisse

Insgesamt wurden aus zehn frischen Leichnamen 20 Hirnstammhälften mit ihren Hirnnerven untersucht. Dazu wurden 33 Hirnstämme aus dem Neuroanatomischen Präparierkurs mit 66 dazugehörenden Hirnnerven untersucht. In zwei Fällen waren die Hirnnerven aus ausgeprägten Veränderungen postmortem nicht verwertbar. Die gesamte Anzahl der untersuchten Nervi intermedii war also 84.

Die morphometrischen Untersuchungen ergaben folgende Ergebnisse: Der Abstand zwischen VII und VIII betrug durchschnittlich 1.26 ± 0.7 mm (range 0.1-3.9 mm); der Abstand von der Mittellinie (Fissura mediana anterior) bis zum Porus acusticus internus war durchschnittlich 29.63 ± 2.8 mm (range 26-37 mm). Der Abstand vom Erscheinen des Nervus intermedius bis zum Porus (pars cisternalis) maß durchschnittlich 11.47 ± 4.7 mm. Das Ganglion geniculi war durchschnittlich 7.38 ± 1.6 mm (range 5-11 mm) von Porus entfernt. Die Form des Nervus intermedius war in allen Präparate rund, die vom VIII oval.

Der N. intermedius war in 20 Präparate als einziger Strang präsent (23.8%), in 26 (30.9%) Fällen erschien mit zwei Strängen, in 23 (27.4%) mit drei Strängen, in 9 (10.7%) mit vier und in 6 (7.1%) mit fünf Strängen. Der Mittelwert der Anzahl der Stränge war somit 2.46 ± 2.1 (range 1 - 5) (Abb. 27-29). Die Mittelwerte des Durchmessers des N. intermedius betrugen 0.6 ± 0.1 mm; die Mittelwerte des Durchmessers des N. facialis (horizontal und vertikal) und des N. vestibulo-cochlearis (horizontal und vertikal) waren, als Vergleich, 1.86 ± 0.2 mm respektive 1.29 ± 0.2 mm, 1.2 ± 0.2 mm, 3.2 ± 0.3 mm und 1.58 ± 0.3 mm. Interessanterweise konnten wir eine signifikante inverse Korrelation zwischen Anzahl der Stränge des NI und Durchmesser des einzelnen Strangs ($p < 0.01$).

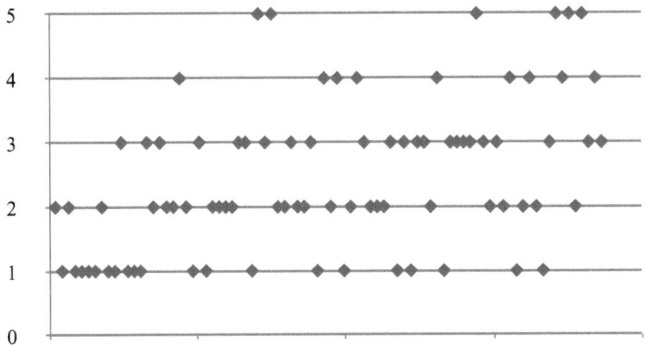

Abb. 18: Graphische Darstellung der Anzahl der Stränge des Nervus intermedius

Die erhobenen Daten aller Untersuchungen sind in der Tabelle 4 zusammengefasst.

Tabelle 4. Morphometrische Ergebnisse der anatomischen Untersuchungen (mm)		
	Mittelwert ± Standardabweichung	Variationsbreite
Anzahl der Stränge des NI	2.46 ± 2.2	1-5
Distanz vom NI bis zum Porus	11.47 ± 4.7	1.9-22.5
Distanz von der Mittellinie bis zum Porus*	29.63 ± 2.8	26-37
Distanz von der Mittellinie bis zum Fundus*	36.8 ± 3	30.7-43.5
Distanz von der Mittellinie bis zum Ganglion geniculi*	40.4 ± 2.6	34.5-45.5
Zusammenschluss NI/VII (in Bezug zum Porus)*	32 ± 2	0.3-8.6
Durchmesser VII (horizontal) (mm)	1.86 ± 0.2	1.3-2.7
Durchmesser VII (vertikal) (mm)	1.90 ± 1.3	0.8-1.9
Durchmesser VIII (horizontal) (mm)	3.18 ± 0.3	2.5-3.8
Durchmesser VIII (vertikal) (mm)	1.57 ± 0.3	0.8-2.2
Durchmesser NI	0.6 ± 0.1	0.4-0.8
Durchmesser Vena intermedia (mm)	0.82 ± 0.5	0.1-1.8

* Bezieht sich auf die 20 Leichnamuntersuchungen.

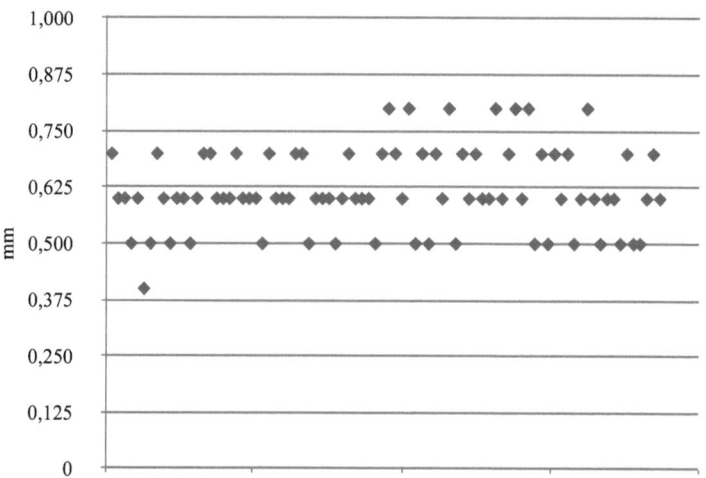

Abb. 19. Durchmesserdaten des Nervus intermedius. In Anwesenheit mehrerer Stränge die einzelnen Bündel wurden addiert.

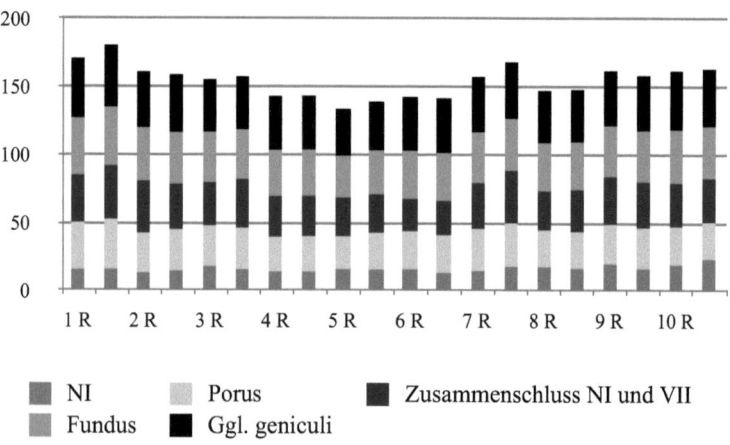

Abb. 20. Gesamtstrecke des Nervus intermedius, von der Fissura mediana.

Wurzelaustrittszone

Anhand der 84 anatomischen Präparate konnten wir grundsätzlich vier unterschiedliche Ursprungsvarianten aus dem Hirnstamm differenzieren, so dass wir den Ursprung aus dem Hirnstamm in vier Typen einteilen können.

Typ A. Austrittszone des N. intermedius ist sowohl vom N. VII als auch vom N. VIII durch einen Zwischenraum getrennt (11.9%). Hierbei können ein einzelnes oder auch mehrere Wurzelbündel beobachtet werden (Abb. 21).

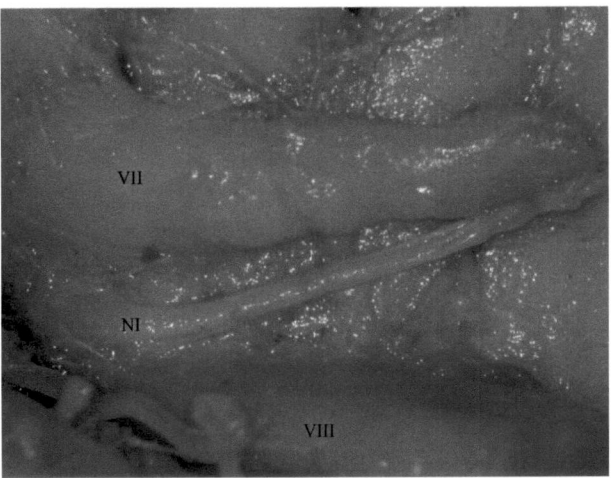

Abb. 21 : Austrittszone des Typs A. Der Nervus intermedius tritt eigenständig aus dem Hirnstamm aus (rechts).

Typ B. Der N. intermedius ist vollständig mit dem N. VIII verbunden (6%) und verlässt diesen erst später als einzelner Strang oder auch mit mehreren Strängen (Abb. 22).

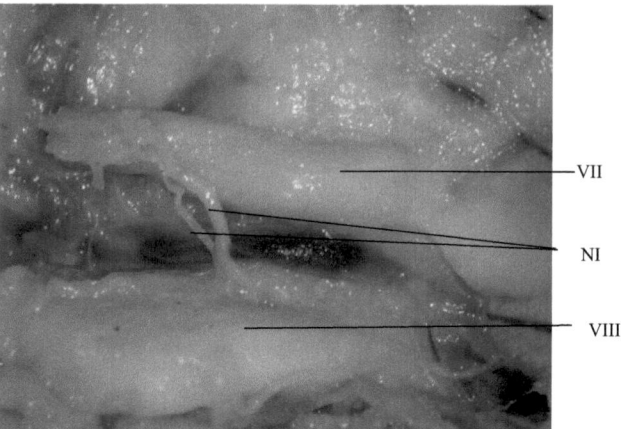

Abb. 22: In diesem linksseitigen Präparat entsteht der Nervus intermedius mit zwei Strängen aus dem VIII Hirnnerv (Typ B).

Typ C. Der N. intermedius ist dem N. facialis angelagert (Abb. 23), wie in 23 Fällen (26.9%) dokumentiert.

Typ D. Der N. intermedius entspringt mit Wurzelbündel aus dem Nervus cochlearis, aus dem Nervus facialis, und/oder direkt aus dem Hirnstamm (multiple Austrittszonen, 55.9%) (Abb. 24).

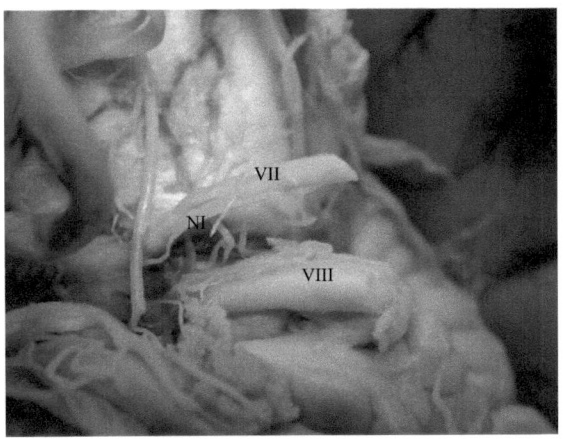

Abb. 23: Der Nervus intermedius (rechts) ist dem N. facialis angelagert. Dies wird von uns als Typ C klassifiziert.

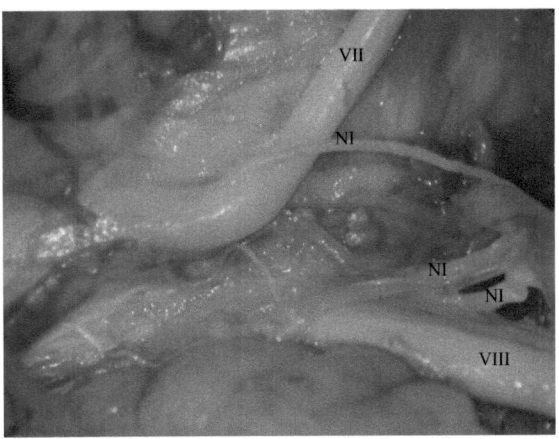

Abb. 24: Der Nervus intermedius entsteht in diesem Fall aus Strängen, die sowohl aus dem Nervus VII. als auch aus dem N. vestibulo-cochlearis ausgehen. Rechte Seite, Typ D.

Zusammenfassend ist festzuhalten, dass wir einen größeren Variantenreichtum der Austrittszone des Nervus intermedius aus dem Hirnstamm manifestieren konnten als den bisher dokumentierten (Rhoton et al., 1968; Oh et al., 2003). Daher entsteht unser wie folgend schematisierter Vorschlag der Einteilung der Austrittsmöglichkeiten in vier Typen (Abb. 25).

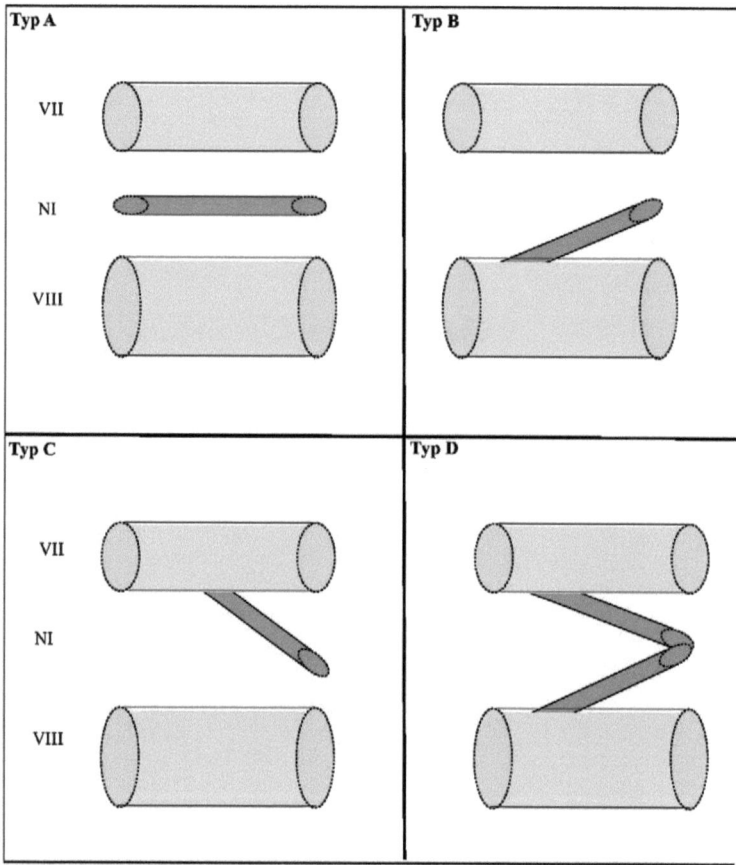

Abb. 25: Schematische Darstellung der vorgeschlagenen Einteilung der Austrittszonen. VII: Nervus facialis. VIII: Nervus vestibulo-cochlearis. NI (grün) Nervus intermedius.

Verhältnis des Zusammenschlusses mit dem N. facialis

Wir konnten in allen anatomischen Fällen einen Zusammenschluss des Nervus intermedius mit dem Nervus facialis belegen. Dieser wurde in der Pars cisternalis sowie im Meatus dokumentiert (Abb. 26), vorwiegend aber in Porusnähe. In den meisten Fällen (17/20, 85%) fand die Vereinigung innerhalb des Meatus acusticus internus statt, so dass zur Darstellung die Eröffnung des Meatus erforderlich war. In 3 Fällen befand sich der Zusammenschluss beider Nerven noch in der Cisterna des Kleinhirnbrückenwinkels, respektiv 1.5 mm, 5 mm und 6.5 mm vom Porus entfernt. Durchschnittlich fanden wir die Vereinigung im Meatus 3.2 ± 2.08mm vom Porus acusticus internus entfernt (Abb. 27).

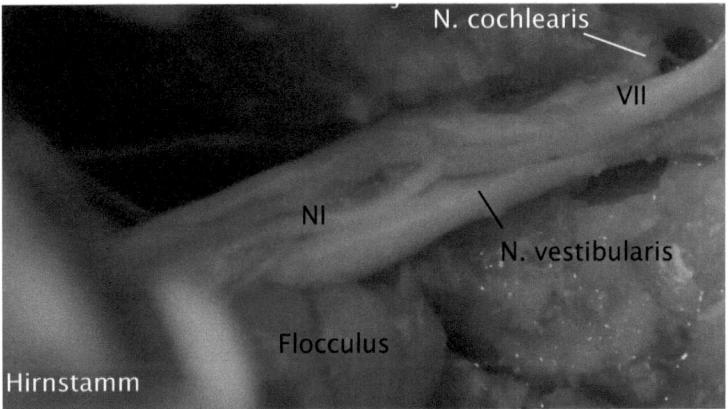

Abb. 26: Zusammenschluss des Nervus intermedius zum Gesichtsnerv. Der Meatus acusticus ist aufgebohrt, wenige mm nach dem Porus befindet sich die Vereinigung.

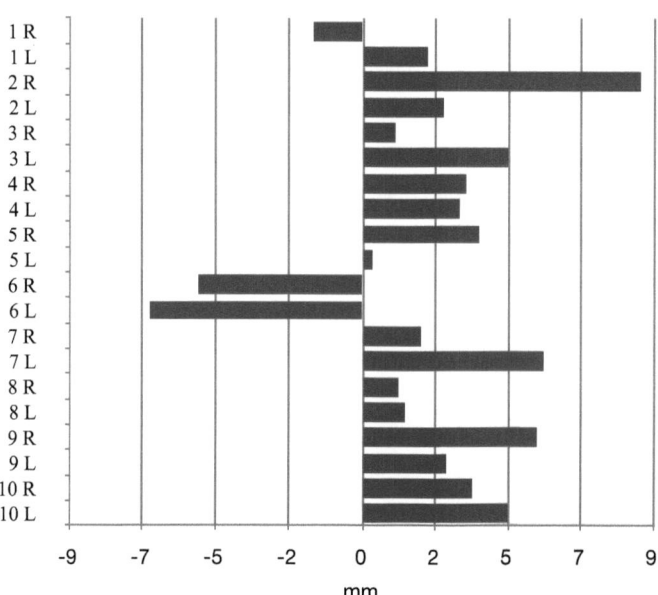

Abb. 27. Stelle des Zusammenschlusses von NI und VII. Als Referenzpunkt (0) wurde der chirurgisch gut erkennbare Porus acusticus internus gewählt. Die positiven Werte beziehen sich auf den intrameatalen Teil.

Konfiguration des Ganglion geniculi

Das Ganglion geniculi war durchschnittlich 1,13 ± 0.08 mm lang, 0,5 ±0.02 mm hoch und 0,63 ± 0.03 mm breit. Es fand sich durchschnittlich 10.53 ± 2.17 mm vom Porus und 3.4 ± 0.78 mm vom Fundus entfernt. Der Knochen fehlte auf dem Dach des Ganglion in 18 der 20 Leichnamuntersuchungen (90 %). Der Nervus petrosus superficialis major verließ das Ganglion mit einem durchschnittlichen ventralen Winkel von 92° (± 1.94 °) (Abb. 37, 38).

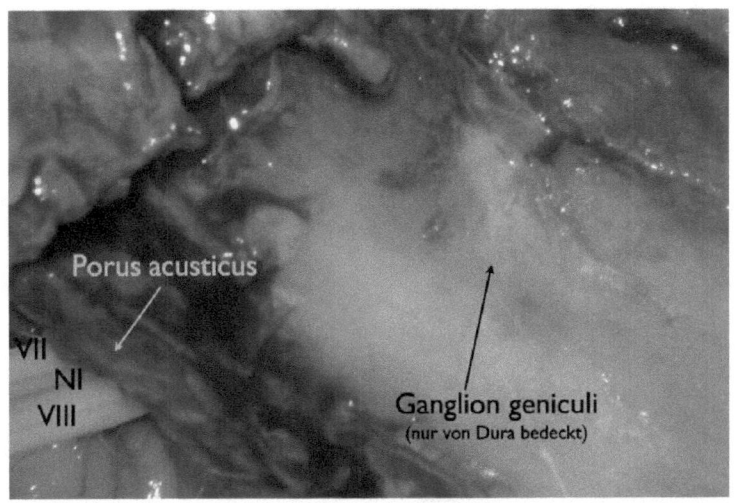

Abb. 27 Darstellung des Ganglion geniculi, durch fehlenden Knochen erkennbar.

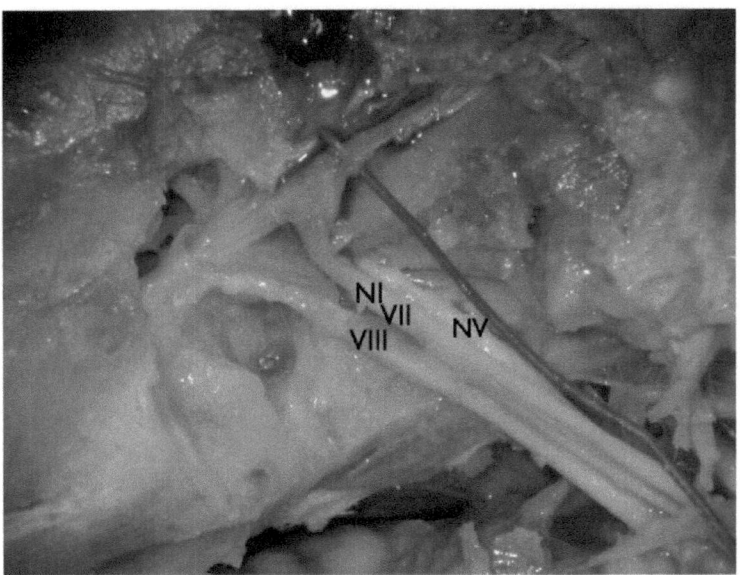

Abb. 28: Darstellung des Ganglion geniculi.

Vaskuläre Verhältnisse

Wir fanden in unseren Präparaten die schon beschriebenen arteriellen Verhältnisse wieder. Äste der PICA versorgten mit einem Netz von Vasa nervorum den ganzen vestibulo-intermedio-facialien Komplex (Abb. 39).

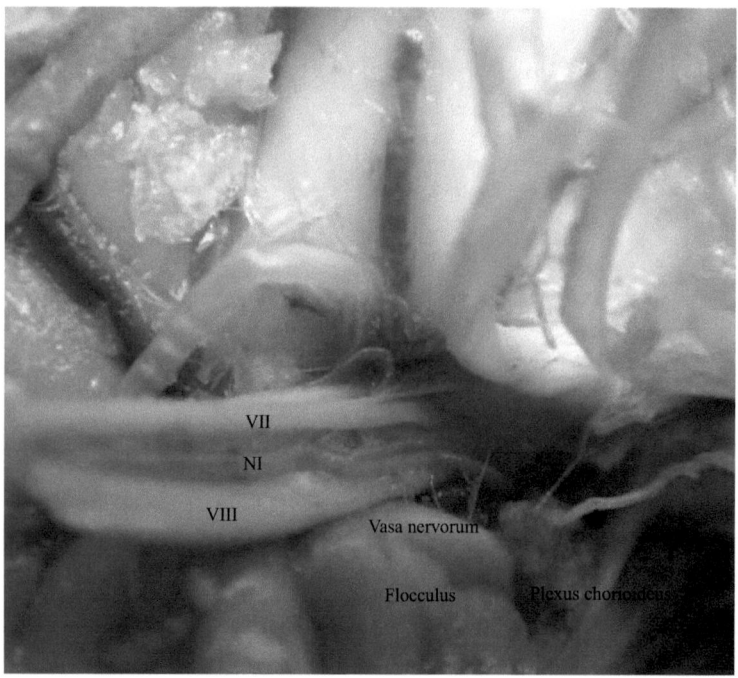

Abb. 29: Vasa nervorum aus der PICA versorgen auch den N. intermedius, wie in diesem linksseitigen Präparat dargestellt.

Interessanterweise konnten wir in 60% der Fälle eine bisher nicht beschriebene Vene darstellen, die als Landmarke imponierte. Diese Beobachtung gewinnt an Bedeutung angesichts der Variabilität des venösen Systems in der hinteren Schädelgrube. Besagte Vene läuft aus dem Pedunculus cerebelli medii und von Rhoton als VENA PEDUNCOLI CEREBELLI MEDII beschrieben (Rhoton, 2000). Die Charakteristik des Verlaufs dieser Vene ist, dass sie sich vorwiegend zwischen N. facialis und vestibulo-cochlearis - vorwiegend zwischen den Strängen des N. intermedius - befindet (Abb. 41). Die durchschnittliche Breite der Vene war 0.82 ± 0.5 mm (range 0.1-1.8 mm). Aufgrund der besonderen Lokalisation halten wir diese Vene für einen wahrscheinlich zuverlässigen Orientierungspunkt in der Chirurgie des KHBWs, und werden sie weiter als VENA INTERMEDIA bezeichnen (Abb. 30). Der weitere Verlauf der Vena intermedia ist in Richtung Vena petrosa superior, mit Drainage im Sinus petrosus superior (Leonhardt und Lehmann, 1975).

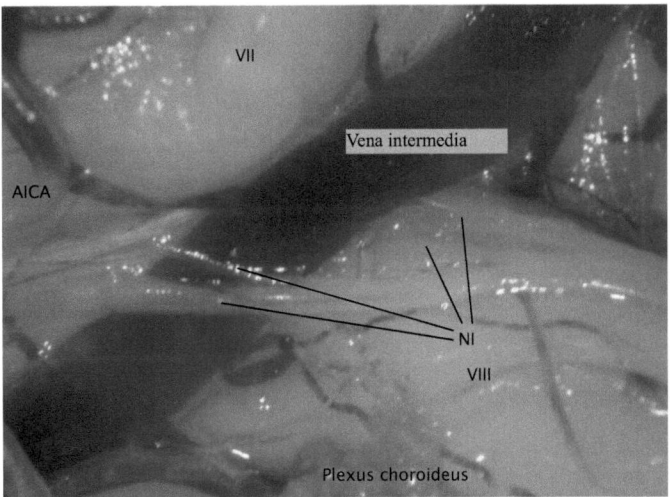

Abb. 30: Die Vena intermedia befindet sich in diesem rechtsseitigem Präparat zwischen VII und VIII, zwischen den Strängen des N. intermedius.

Konfiguration des Fundus

Der Verlauf des Nervus intermedius im Meatus acusticus internus war in allen Fälle unverändert zur erwähnten Literatur darzustellen. Auch die Lage mit Bezug zur Crista transversa und zu Bill's bar war regelhaft nachzuweisen (Abb. 31, 32).

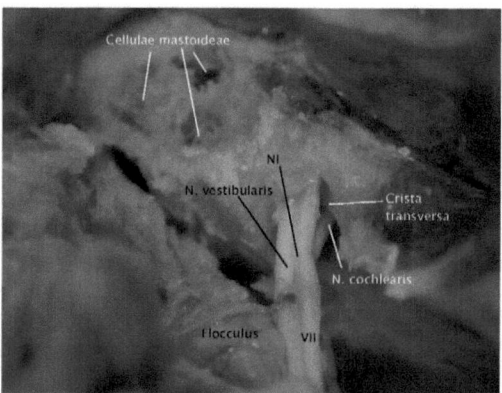

Abb. 31: Crista transversa am Fundus.

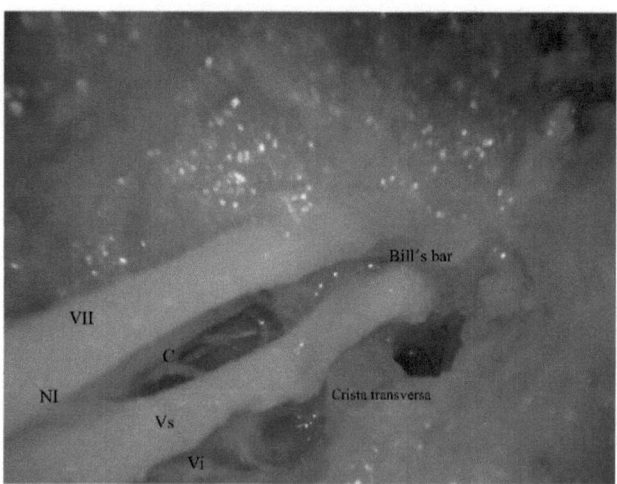

Abb. 32: Crista transversa und Bill's bar am Fundus und deren Verhältnisse zum N. cochlearis (C), facialis (VII), vestibularis inferior (Vi) und superior (Vs).

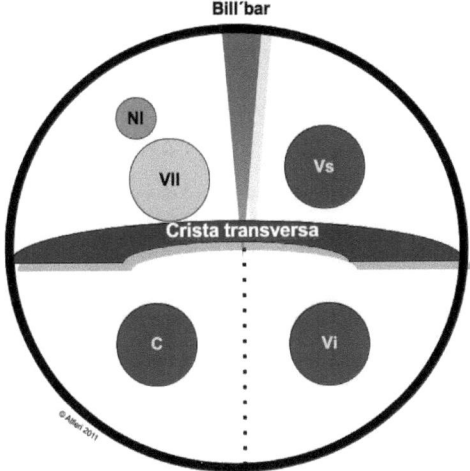

Abb. 33: Schematische Darstellung der Verhältnisse der Nerven im Fundus

Auswertung der histologischen Ergebnisse

Obersteiner-Redlich-Zone (ORZ)

Die Obersteiner-Redlich-Zone wurde im Nervus intermedius in den longitudinalen Schnitten identifiziert. Da die ORZ sich in der Regel fingerförmig ausbreitet haben wir den Abstand vom Hirnstamm lateral und medial gemessen, sowie die maximale Ausdehnung der Olygodendrozyten im peripherischen Nerv, wie schon in der Literatur mit dem N. facialis durchgeführt (Tomii et al, 2003). Die durchschnittliche Distanz vom Austritt aus dem Hirnstamm war medial 0.463 ± 0.256 mm und lateral 346 ± 0.198 mm (Abb. 34). Die Distanz vom Hirnstamm was deswegen immer < 1mm. Die Länge der ORZ betrug im Schnitt zwischen 0.135 und 325 mm (Abb. 34 und 35).

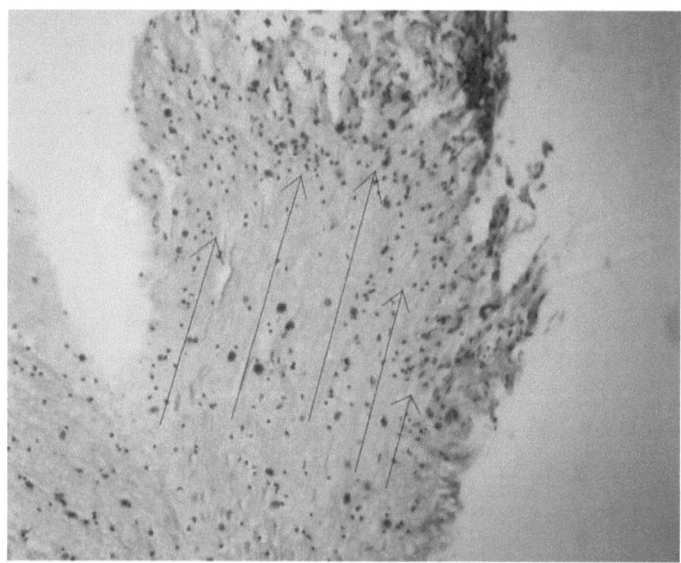

Abb. 34: Luxol-blau Färbung eines longitudinalen Semidünnschnittes (Vergrößerung 200x) mit Nachweis des Übergangs zwischen zentraler und peripherer Myelinisierung. Die Pfeile zeigen den Anfang der Schwann-Zellen, die typischerweise - in Gegensatz zu den Olygodendrozyten - nur ein Axon umhüllen.

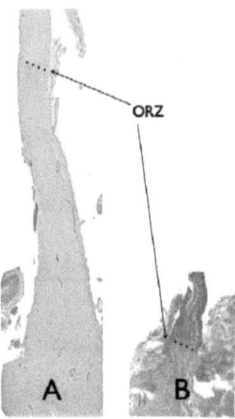

Abb. 35: Luxol-blau gefärbte longitudinale Semidünnschnitte (Vergrößerung 20 x 10). (A) Nervus facialis. (B) Nervus intermedius. ORZ: Obersteiner-Redlich-Zone. Die Entfernung der ORZ vom Hirnstamm (unten) ist erheblich länger im N. facialis.

Nachweis myelinisierter Fasern im N. intermedius

Im Nervus intermedius konnten wir, neben den marklosen und den nur wenig myelinisierten Fasern, auch dick myelinisierte Fasern mit einer mit dem Nervus facialis vergleichbaren Myelin-Beschichtung dokumentieren. Die Myelinscheide betrug im Nervus intermedius (cisternalem Segment) durchschnittlich 7.21±1.7µm. Die Anzahl der myelinisierten Fasern im Nervus intermedius betrug jedoch etwa 1/12 der gesamten Anzahl im Nervus facialis mit einem Mittelwert von 636.66±230.3. Statistisch fand sich kein qualitativer Unterschied der Myelin-Beschichtung dieser Fasern zu der der Fasern des Nervus facialis (p: 0,87). Die Verteilung der myelinisierten Fasern änderte sich topographisch in den unterschiedlichen Segmenten des Verlaufs des Nervs (Abb. 36-38).

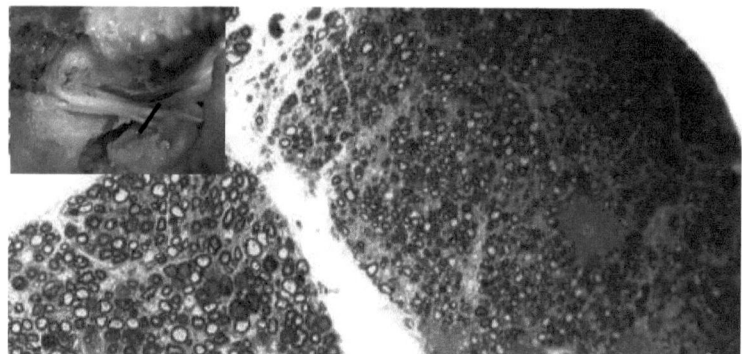

Abb. 36: Evidenz der markhaltigen Fasern im hirnstammnahen Nervus intermedius, deutlich von den marklosen Nervenfasern getrennt.

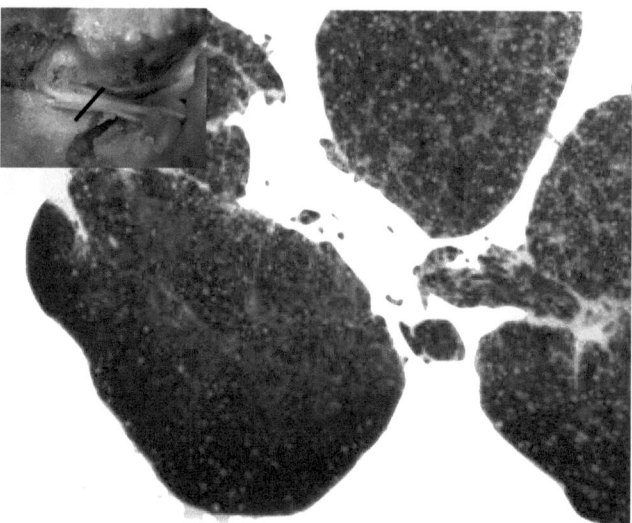

Abb. 37: Markhaltige Fasern im cisternalen Segment des Nervus intermedius, mit einer Vermischung mit den marklosen Nervenfasern.

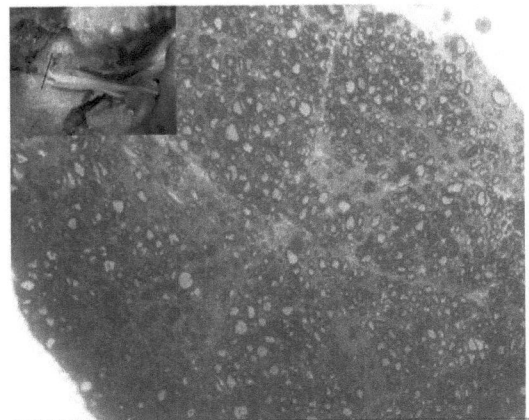

Abb. 38: Nach der Vereinigung mit dem Nervus facialis sind die markhaltigen Fasern diffus im transversalen Querschnitt des Nervus intermedius nachweisbar.

Klinische und elektrophysiologische Ergebnisse

Vom 1.1.2009 bis 1.11.2010 wurden 36 Patienten in der Universitätsklinik für Neurochirurgie der Martin-Luther Universität Halle-Wittenberg an einem sogenannten Akustikusneurinom operiert und in die Studie eingeschlossen. Der Mittelwert des Alters war 50.89 ± 16.99 Jahre. 20 (55.5%) waren Frauen, die Operation erfolgte in 14 Fälle auf der linken Seite (41,7%). Auf Basis des präoperativen T1-gewichteten MRTs des Schädels nach Gadolinium-Gabe präsentierten alle Tumoren im extrameatalen Bereich einen Durchmesser von mindestens 10 mm (Range: 10 mm bis 49 mm) mit einem durchschnittlichen Wert von 22.9 mm (Tabelle 7). Als Ursprung des Tumors konnte vom Operateur in 12 Fällen der N. vestibulars superior, in 1 Fall der Nervus intermedius und in 13 Fällen der Nervus vestibularis inferior identifiziert werden (Abb. 39).

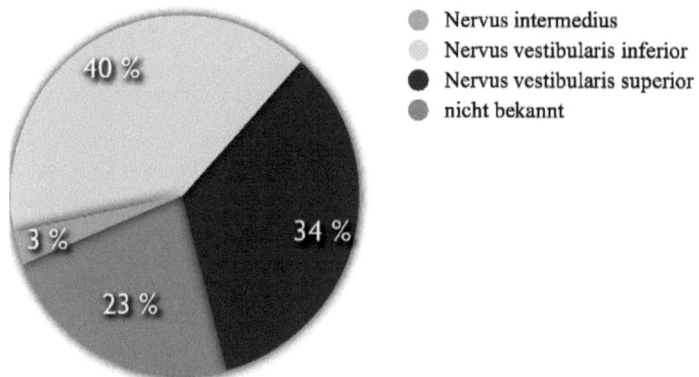

Abb. 40. Diagramm der intraoperativen Einschätzung des Tumorursprungs.

Tabelle 7: Allgemeine Daten der operierten Patientenserie.

Nr.	Sex	OP-Datum	Alter bei OP	Seite	intraop-NI	Elektro_NI	Ursprung
1	w	12/01/09	48	li	Ja	Ja	Vs
2	m	22/01/09	67	re	Ja	Nein	Vs
3	w	26/02/09	69	li	Nein	Ja	-
4	m	19/03/09	58	re	Nein	Nein	Vi
5	m	30/03/09	23	re	Ja	Ja	Vs
6	m	02/04/09	35	re	Ja	Ja	Vs
7	w	07/04/09	45	re	Ja	Ja	-
8	w	22/04/09	54	re	Ja	Ja	-
9	w	28/04/09	57	li	Ja	Ja	Vi
10	w	02/06/09	80	li	Nein	Nein	-
11	m	20/08/09	33	li	Ja	Ja	Vi
12	w	17/09/09	65	re	Nein	Nein	-
13	m	24/09/09	52	li	Nein	Ja	-
14	m	06/10/09	35	re	Ja	Ja	Vi
15	w	20/10/09	55	li	Ja	Ja	Vi
16	w	27/10/09	47	re	Ja	Ja	Vs
17	w	04/11/09	73	re	Nein	Ja	-
18	m	12/11/09	56	re	Ja	Ja	NI
19	m	26/11/09	45	li	Fehlt	Ja	-
20	w	10/12/09	42	re	Ja	Ja	-
21	m	28/01/10	45	re	Nein	Ja	Vi
22	m	02/02/10	22	re	Ja	Ja	Vs
23	w	09/03/10	34	li	Ja	Ja	Vi
24	w	15/03/10	69	re	Ja	Ja	Vi
25	w	16/03/10	64	re	Nein	Ja	Vi
26	m	27/04/10	29	li	Ja	Ja	Vs
27	w	29/04/10	63	re	Ja	Ja	Vi
28	w	05/05/10	51	re	Ja	Ja	Vs
29	m	26/05/10	47	li	Ja	Ja	Vi
30	w	08/06/10	66	re	Ja	Ja	Vi
31	m	12/08/10	66	li	Nein	Nein	Vs
32	w	17/08/10	51	re	Ja	Ja	Vi
33	m	19/08/10	43	li	Nein	Ja	Vs
34	m	04/10/10	45	re	Ja	Ja	Vi
35	w	14/10/10	66	li	Nein	Ja	Vs
36	w	08/11/04	29	li	Ja	Ja	Vs

Eine präoperative Geschmacksstörung konnte bei 2 Patienten dokumentiert werden (5.7%). Eine Hypästhesie im Bereich V1 war in vier Fällen präoperativ nachzuweisen (11.4%).

Die intraoperative mikrochirurgisch-anatomische Erkennung des Nervus intermedius gelang bei 24 von 36 Fällen (66.6%), mit Bezeichnung als „N. intermedius" oder „doppelter Facialisnerv" durch den Operateur. Wenn identifiziert, verlief der Nerv regelhaft im KHBW von der Austrittszone des N. vestibularis nach kranial parallel zum Hirnstamm, um dorsal des Austrittspunktes des N trigeminus Richtung Meatus umzubiegen. In Höhe des Porus erfolgte die Zusammenführung mit dem Nervus facialis.

Eine elektrophysiologische Stimulierung des Nervus intermedius war in 29/36 Fällen (80.5%) erfolgreich.

Die intraoperativ durchgeführte elektrische Stimulation des Nervus facialis mit 0.05V bis 0.1V konnte die Gesichtsbereiche aller drei Äste des Nervus facialis mit einer durchschnittlichen Amplitude des Antwortsignals von 740.6±123.7µV eindeutig stimulieren (Abb. 41).

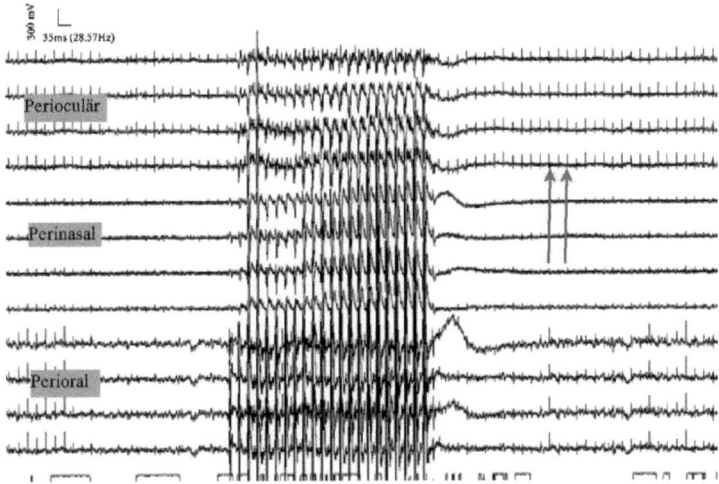

Abb. 41: Stimulierung des Nervus facialis mit einer Schwelle von 0.05 V. Die typischen Merkmale sind eine Latenz von ca. 6 ms, eine Amplitudo von über 500 mV. Die roten Pfeilen zeigen die Stimulationsartefakten an.

Tabelle 8: Ergebnisse der intraoperativen Erregung des N. intermedius und des N. facialis.

	Nervus intermedius	Nervus facialis
Latenz (ms±SD)	8.5±1.5	5.6±0.7
Amplitudo (µV)	10.8±1.06	740.6±123.7

Bei Stimulation des Nervus intermedius bis 0.2V war ausschließlich ein kleiner Anteil der Gesichtsmuskulatur in der perioral-perinasal Zone elektromyographisch zu registrieren (Abb. 39 bis 45). Die elektrophysiologische Antwort war in allen Fällen regelmäßig mit einem charakteristischen Muster wiederholbar. Sie war in ihrer Latenz und Amplitude im Vergleich mit dem Nervus facialis deutlich vermindert und nur in den kaudalen perinasalen und in den perioralen Elektroden evozierbar (Tabelle 8). Der Mittelwert der Latenz betrug beim Nervus intermedius 8.5±1.5 ms (im Nervus facialis 5.6±0.7 ms). Die Amplitude betrug 10.8±1.06 µV im Vergleich zu 740.6±123.7 µV beim N. facialis.

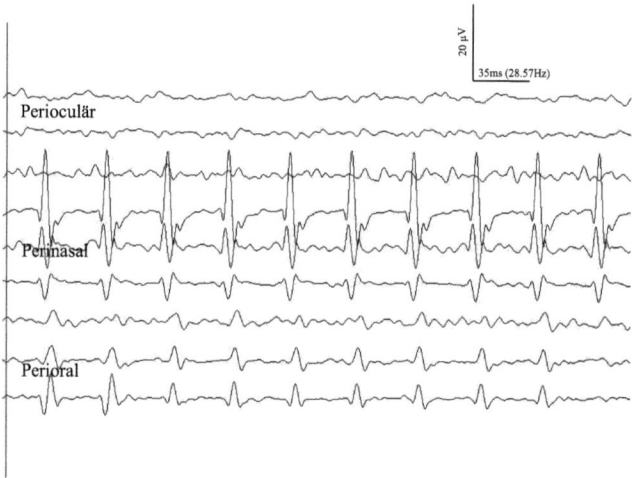

Abb. 42: Intraoperative Evidenz der Stimulation des Nervus intermedius in den perioralen-perinasalen Elektroden, mit charakteristischem Muster.

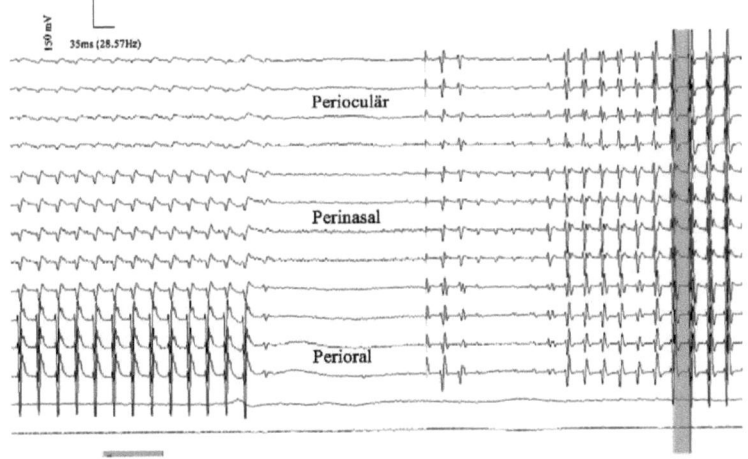

Abb. 43: Vergleich der Stimulation des Nervus intermedius (links) und des Nervus facialis (rechts).

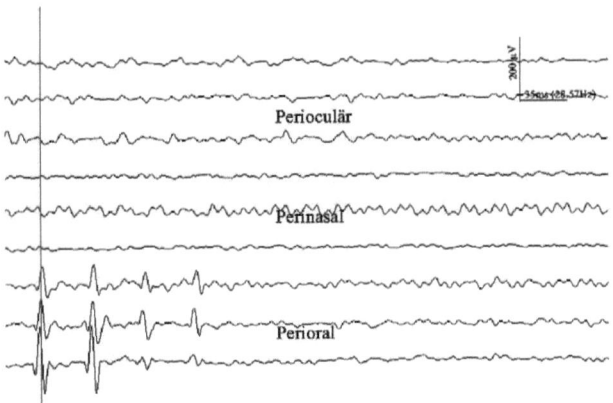

Abb. 44: Periorale EMG-Antwort nach Stimulation des Nervus intermedius.

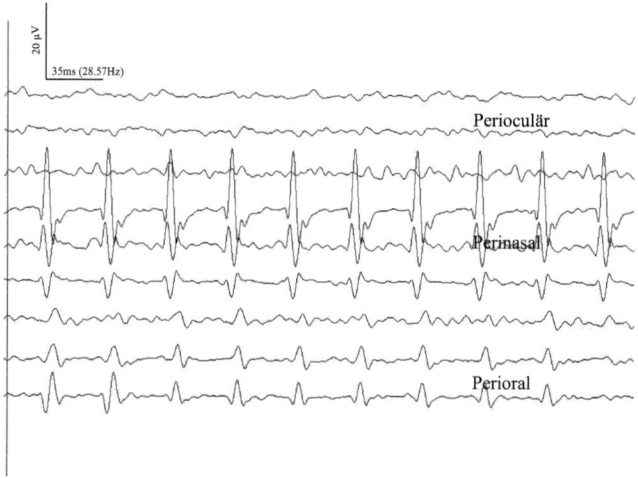

Abb. 45. Erneute intraoperative eindeutige Intermedius- Antwort nach Stimulation der N. intermedius im KHBW, diesmal perinasal.

Postoperativ konnten wir keine neuen Geschmackstörungen feststellen. Eine vorläufige Mundastschwäche wurde in 94% der Fälle dokumentiert, in 40% verbunden mit einer Beeinträchtigung der anderen Gesichtsäste. Diese Mundastschwäche war in 90 % der Fälle nach 10 Tagen nicht mehr nachweisbar (Abb. 46,47).

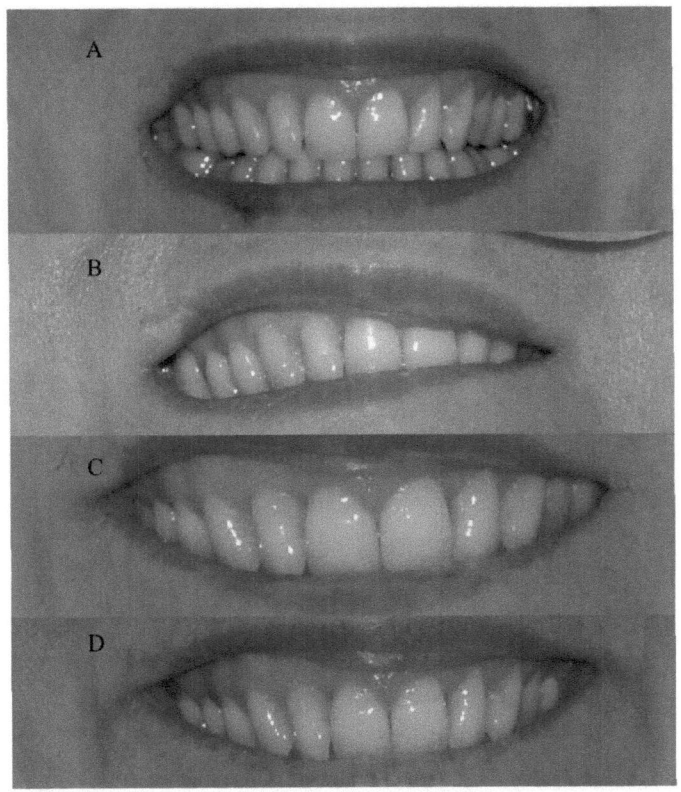

Abb. 46: Mundastparese links nach mikrochirurgischer Exstirpation eines linksgelegenen Schwannoms des Nervus vestibularis superior. Weiblich, 48J. A: präoperativ; B: 2. postoperativer Tag; C: 8. post-operativer Tag; D: Follow-up nach drei Monaten.

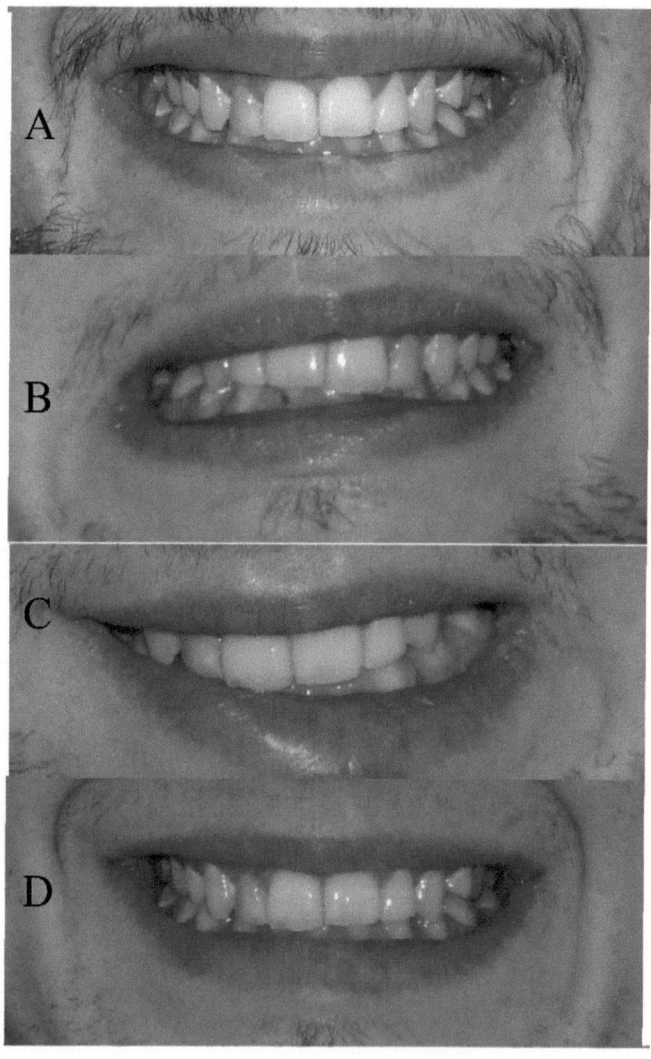

Abb. 47: Mann, 22 Jahre. Mikrochirurgische Exstirpation eines rechtsgelegenen Schwannoms des Nervus vestibularis superior. Mundastschwäche rechts. A: präoperativ; B: 2. postoperativer Tag; C: 8. post-operativer Tag; D: Follow-up nach drei Monaten

Diskussion

Die vorliegende Arbeit hatte das Ziel, eine einheitliche Studie über einen Nerv durchzuführen, der von einem großen Teil der Neurochirurgen für im Wesentlichen sekundär oder gar unwichtig gehalten wird. Durch integrierte fächerübergreifende Studien kamen wir zu unerwarteten Ergebnissen, die unseren Erwartungen weit übertrafen.

In der Chirurgie der vestibulären Schwannome weisen 78% der Patienten mit dem Nervus intermedius korrelierende Symptome auf, die potentiell durch eine Verletzung entweder des Nervus intermedius selbst oder des Nervus petrosus major verursacht werden (Stripf et al., 2007). Infolgedessen wurden von Otochirurgen und Neurochirurgen geänderte Operationsstrategien entwickelt, die dem Nervus intermedius mehr Augenmerk schenkten.

Als größten Kritikpunkt dieser Arbeit könnte man die verhältnismäßig geringe Anzahl der Leichname und der untersuchten Patienten sehen. Dem kann entgegensetzt werden, dass die größeren schon publizierten Leichnamstudien (Lang, 1981; Tschabitscher und Hocker, 1991; Oh et al., 2003) anatomische Landmarken fanden, die unserer Arbeit als Vorarbeit und Qualitätskontrolle dienten. Die vorliegende Studie ist auch deswegen eigenständig und von Bedeutung, weil sie die für den Chirurgen wichtigen Informationen mit den morphologischen, elektrophysiologischen, histologischen und embryologischen Daten integriert.

Seit der ersten Beschreibung im Jahre 1778 durch Heinrich August Wrisberg ist dieser Nerv bekannt und wird als Teil des Nervus facialis dargestellt, bestehend aus den visceromotorischen Fasern des Nucleus salivatorius superior pontis (Alfieri et al., 2010). Diese parasympathischen präganglionären Fasern verlassen den Hauptast einerseits mit dem Nervus petrosus superficialis major, der vom Ganglion geniculi zum Ganglion pterygopalatinum zieht und Tränen- sowie Schleimdrüsen versorgt, andererseits mit der Chorda tympani, die sich an den N. lingualis und das Ganglion submandibulare anschliesst und die Glandulae submandibularis und sublingualis innerviert. Die Fasern der von den vorderen zwei Dritteln der Zunge stammenden afferenten Geschmackimpulse verlaufen ebenfalls in der Chorda tympani hin zu den Ganglienzellen im Ganglion geniculi. In den bisher publizierten anatomischen Arbeiten über den Nervus intermedius wurden einige makroskopische Aspekte des Nerven geklärt, jedoch konnten viele klinische Fragen bisher nicht beantworten werden (Hildebrandt, 1800; Hoffmann, 1877; Rhoton, 1968, 2000; Rhoton et al., 1968a,b; Shimozawa, 1975a,b, 1976, 1982; Banfai, 1976; Jannetta und Samii, 1981; Lang, 1981, 1985; Nomura und Mizuno, 1983; Jordan, 1993; Irving et al., 1995; Ndiaye et al., 2002; Oh et al., 2003). Mikrochirurgische Leichen- und intraoperative Untersuchungen konnten feststellen, dass das cisternale Segment des Nervs mehrfach mit dem Nervus cochlearis und facialis anastomisiert (Fortuna et al., 1972). Rhoton et al. teilten den Verlauf des Nervus intermedius in drei Segmente auf (Rhoton et al., 1968a). Das *mediale* Segment hält sich eng an den Nervus vestibulocochlearis, der *mittlere* Abschnitt läuft frei zwischen dem siebten und achten Hirnnerven, der *laterale* Teil verbindet sich schließlich im internen Gehörgang mit dem Nervus facialis. Der Nervus intermedius verläuft somit parallel zum Nervus vestibularis superior. In 22% der Fälle ist der Nervus intermedius für durchschnittlich 14 mm im cisternalen Segment eng mit dem vestibulocochlearen Komplex zusammengeschlossen. In diesen Fällen konnte der Nervus intermedius erst nach dem Aufbohren des inneren Gehörgangs als separate Struktur freigelegt werden. Weitere anatomische Studien konnten zeigen, dass die Zahl der Wurzeln des N. intermedius von eins bis fünf variiert: eine Wurzel bei 58%, zwei Wurzeln bei

26%, drei Wurzeln bei 12%, vier und fünf Wurzeln bei je 2% der Fälle. Dabei konnte auch eine zwischen eins und fünf variierende Anzahl der Stränge pro Wurzel nachgewiesen werden (Oh et al., 2003). Andere rein anatomische Untersuchungen konnten eine größere Variabilität des Nervs nachweisen und sogar nach Austritt und Verlauf eine Unterteilung in acht Gruppen vornehmen (Tschabitscher und Hocker, 1991).

Eine besondere Eigenständigkeit des Nervus intermedius ist auch aus den schon diskutierten embryologischen Daten ersichtlich: Der Nervus intermedius nimmt nämlich Bezug zum ersten Kiemenbogen, der Nervus facialis zum zweiten. Im gesamten Bild untermauert dies den Eindruck, dass der Nerv eine komplexere Ontogenese und Funktion verbirgt als bisher gedacht.

Der Ursprung des N. intermedius erscheint in unseren Beobachtungen wesentlich variantenreicher als es nach den Darlegungen in der Literatur zu erwarten war. Wir konnten trotzdem eine originelle Systematisierung des Ursprunges in vier Typen festlegen, was zuvor in der Literatur nicht hervorging. Die Tatsache, dass der Nerv ausschließlich aus dem N. vestibulo-cochlearis (Typ A), eigenständig (Typ B), aus dem N. facialis (Typ C, die seltenere Variante) und aus multiplen Stellen (N. facialis, Hirnstamm, N. vestibulo-cochlearis - Typ D) entstehen kann, spielt eine praktische Rolle, zum Beispiel während des mikrochirurgischen Eingriffes und der Präparierung eines raumfordernden Tumors. Diese Wahl, vier Weisen des Austritts des Nerven zu schematisieren, könnte fraglich und leicht kritisierbar scheinen. Dennoch konnten wir diese vier Muster auch bei der systematischen Analyse vorheriger Arbeiten erkennen, so dass sich hoffen lässt, dass diese gut angenommen wird. In der Tat, nach Rauber-Kopsch nimmt der N. vestibulo-cochlearis beide Portionen des N. facialis in einer medialen Rinne auf und ist mit ihnen durch feine Fäden - auch Fila anastomotica genannt - verbunden (Rauber und Kopsch, 2003). Lang beschreibt die Austrittsstelle des N. intermedius zwischen N. facialis und N. cochlearis mit 1-2 dünnen Bündeln, die über feinere Fasern mit dem VII oder VIII Hirnnerv gegenseitig anastomosieren (Lang, 1985). Im Fall von 2 Strängen habe - laut Lang - das untere der beiden Bündel einen eigenen Ursprung, das obere könne mit dem N. VIII austreten und nach unterschiedlich langem Verlauf vom N. VIII abzweigen. Unsere Beobachtungen stellen eine breitere Variabilität dar und bestätigen die von Oh beschriebene erheblichere Variabilität der Stränge, von 1 bis 5 (Oh et al, 2003).

In unserem Untersuchungsgut fanden wir verbindende Fasern alternierend sowohl am N.VII, als auch am N. VIII. Verbindende Fasern vom N. VIII werden auch ausführlich schon ab BISCHOFF dargestellt (Bischoff, 1865). Wir bestätigen den schon in der Literatur erwähnten Eindruck, dass die Wurzelbündel des Nervus intermedius auch intraindividuell sehr unterschiedlich auftreten können (Tschabitscher und Hocker, 1991). Die Tatsache, dass sich der Nervus intermedius am Eintritt (oder Austritt) des Hirnstammes unabhängig vom N. facialis verhält, demonstriert aus unserer Sicht Selbständigkeit.

Die klassische Unterscheidung des Verlaufs des Nervus intermedius nach Rhoton in ein Segmentum proximale, intermedium und distale können wir nachvollziehen (Rhoton et al., 1969). Wir denken jedoch, dass Segmentum cisternalis das Segmentum intermedium präziser bezeichnet (Fortuna, 1972).

Im Segmentum proximale konnten wir regelmäßig auf eine Vene - von uns als VENA INTERMEDIA bezeichnet- treffen, die wir als potentiell wichtig erachten für die Orientierung in der durch pathologische Prozesse veränderten Anatomie des Kleinhirnbrückenwinkels (Alfieri et al., 2011a; Alfieri et al., 2011b; Alfieri et al., 2011c, d; Alfieri et al., 2011e; Alfieri und Strauss, 2011).

Eine andere Landmarke für die chirurgische Orientierung während der zitierten komplexen Operationen ist die Evidenz, dass der Nervus intermedius eine klare, wiederholbare und eindeutige elektrophysiologische Antwort nach Stimulation gibt. Diese Antwort unterscheidet sich wesentlich von der Facialis-Antwort und sollte für die korrekte Planung der Operation berücksichtigt werden. Die Funktionsüberwachung der Hirnnerven durch intraoperative Elektromyographie hat sich tatsächlich bewährt und weltweit etabliert.

So kann eine optisch nicht wahrnehmbare Verdrängung oder Verlagerung der Hirnnerven III bis XII besonders früh erkannt und die einzelnen Nerven frühzeitig identifiziert und geschont werden. Auf Grund seiner Empfindlichkeit und seiner klinischen Bedeutung wird der Nervus facialis intraoperativ besonders intensiv überwacht (Strauss, 2002; Prell et al., 2007, 2010). Die dargestellten klinischen und auch elektrophysiologischen Beobachtungen während der Operation weisen darauf hin, dass - wie auch in der Literatur schon vermutet - neben dem N. facialis noch ein weiterer, wesentlich kleinerer Nerv, motorische Fasern für die Gesichtsmuskulatur enthält (Strauss et al., 2002; Ashram et al., 2005; Scheller et al., 2008; Alfieri et al., 2010; Alfieri et al., 2011e). Dies kann intraoperativ zu erheblichen Fehlinterpretationen im Sinne eines aufgefaserten Nervus facialis führen und somit konsekutiv zu unvollständigen Resektionen, um den mutmaßlich aufgefaserten Gesichtsnerv zu schonen (Strauss, 2002; Strauss et al., 2006a; Strauss et al., 2006b; Scheller et al., 2008; Alfieri et al., 2011e).

In der vorliegenden Arbeit konnten wir tatsächlich eine motorische Funktion des bisher als parasympathischen und geschmackssensorischen Ramus des Nervus facialis bekannten Nervus intermedius von WRISBERG belegen. Im Nerv befinden sich nämlich vor und nach dem Ganglion geniculi myelinisierte Fasern, die sich qualitativ nicht von den myelinisierten Fasern des Nervus facialis unterscheiden. Außerdem konnten wir intraoperativ reproduzierbare Erregungen der Mundwinkelhebermuskulatur mit eigener Latenz und Amplitude provozieren. Die klinische Beobachtung zeigte weiterhin eine vorläufige Parese der Mundwinkelhebermuskulatur nach Verletzung des Nervus intermedius. Der Befund dicker myelinisierter, nicht von denen des Nervus facialis differenzierbarern Fasern im Nervus intermedius bestätigt die klinische und intraoperative Beobachtung der Erregbarkeit der perioralen oder perinasalen Muskulatur nach Stimulation oder Läsion des Nervus intermedius (Alfieri, 2011; Alfieri et al. 2011a; Alfieri et al. 2011 b; Alfieri et al. 2011c; Alfieri et al. 2011d; Alfieri et al. 2011e). Die Qualität der myelinisierten Fasern ist statistisch nicht unterscheidbar von den Fazialisfibern, quantitativ ist sie jedoch viel geringer. Eigentlich geht man klassischerweise davon aus, dass diese dicken myelinisierten Fibern keinen Grund haben sollten, sich im kleinen Nervus intermedius zu befinden. Aus filogenetisch und ontogenetisch schon erwähnten Gründen äußern wir den Verdacht, dass der Nervus intermedius an der Innervierung eines Teils der Mundwinkelmuskulatur teilnimmt, vermutlich als Urrest einer komplexen Innervierung des Mundes und Schnurrbarts oder als doppelte Innervation des Muskels. Diese korreliert morphologisch am ehesten mit einer durch den Ramus buccalis entstehenden Innervierung des Musculus levator anguli oris, der sich als Grenzzone zwischen der Facialis- und Trigeminalisinnervierungszone befindet. Die reduzierte Latenz und Amplitude kann durchaus mit den anatomo-topographischen Charateristika des Musculus levator anguli oris (oder eines kleinen perioralen Muskels) und der schon in der 2004 von Tohma formulierten Hypothese der doppelten Innervierung desselben ihr Fundament finden. Laut dieser Hypothese, sei der Musculus levator angulus oris doppelt innerviert, sowohl vom Nervus intermedius als auch vom Nervus facialis durch den Ramus buccalis (Tohma et al, 2004). Passend zu dieser Theorie sind auch die von uns festgestellten klinischen Ergebnisse. Die beobachtete postoperative vorläufige Mundastschwäche kann offensichtlich in in Zusammenhang mit einer Schädigung des Nervus intermedius interpretiert werden. Sollte der Musculus levator anguli oris eine doppelte Innervierung behalten, so würde auch die nur für wenige Tagen zu sehende Mundastschwäche eine Erklärung bekommen. Dann würde der Nervus facialis die volle Innervation des Muskels übernehmen. Die einseitige, partielle Mundwinkelparese wird in der Literatur bislang als partielle Fazialisläsion beschrieben und ist als MONA-LISA-SYNDROM bekannt (Adour, 1989; Borkowski, 1992; Hellebrand et al., 2006, Martinez-Garcia, 2006). Mit den vorliegenden Indizien könnten wir hypotisieren, dass das Mona-Lisa-Syndrom eher eine Intermedius Dysfunktion entsprechen könnte. Die präzise Identifikation der betroffenen Muskeln überschreitet jedoch die Ziele der vorliegenden Arbeit. Dennoch sind für die Bestätigung dieser Hypothese weitere Studien erforderlich.

Es ist schon seit dem 18. Jahrhundert bekannt (Obersteiner und Redlich, 1895), dass bei Hirnnerven und auch bei Spinalnerven eine außerhalb des Zentralnervensystems gelegene Übergangszone zwischen peripherer und zentraler Myelinumhüllung besteht. Bei einigen Pathologien, wie der Trigeminusneuralgie oder dem Tic Facialis repräsentiert diese Zone eine Schwachstelle und dient als Ursprungszone einer pathologischen Antwort nach z.B. neurovaskulärem Konflikt (Kempe und Smith, 1969; Moller und Jannetta, 1985; Bellotti et al., 1988; Haines und Torres, 1991; Barker et al., 1995; Ii et al., 1995; Lovely und Jannetta, 1997; King et al., 2001; Riederer et al., 2010). Der exakte Punkt dieser Zone ist beim Nervus trigeminus und facialis beschrieben worden, beim Nervus intermedius jedoch bisher nie veröffentlicht worden. Die in den letzten Jahren veröffentlichen Arbeiten über den Nervus intermedius zeigen hierzu ein steigerndes Interesse an die Diagnostik und an die mikrochirurgische Entlastung des Nervs im Falle einer Intermediusneuralgie (Kim et al., 2010; Riederer et al., 2010; Younes et al., 2010; Alfieri et al., 2011a; Alfieri et al., 2011d; Burmeister et al., 2011; Saers et al., 2011). Unsere Ergebnisse konnten die Obersteiner-Redlich-Zone immer innerhalb 1 mm vom Hirnstamm entfernt demonstrieren. Diese könnte logischerweise eine Rolle in der Pathogenese der Intermediusneuralgie spielen, da eine vaskuläre Kompression des Nervs sich in diesem Bereich finden müßte, um klinische Folgen zu verursachen (Kim et al., 2010; Riederer et al., 2010; Younes et al., 2010; Burmeister et al., 2011; Saers et al., 2011). Die Obersteiner-Redlich-Zone des N. facialis befindet sich, wie in der Abb. 52 sichtbar, weiter distal vom Hirnstamm entfernt als die Obersteiner-Redlich-Zone des N. intermedius: Diese Tatsache untermauert erneut die Hypothese der Eigenständigkeit des Nervs.

Schlussfolgerung

Die in dieser Schrift geschilderten Untersuchungen der anatomischen, histologischen, elektrophysiologischen, historischen und embryologischen Charakteristika des Nervus intermedius dient der Erörterung der Bedeutung und der Funktion des Nervus intermedius als Referenzpunkt in der chirurgischen Behandlung pathologischer Prozesse im KHBW. In der mikrochirurgischen Behandlung raumfordernder Prozesse im KHBW sind nämlich der Nervus facialis und der Nervus intermedius aufgrund ihrer anatomischen Verhältnisse besonders gefährdet. In der aktuellen Literatur wurde dem Gesichtsnerv eine enorme Aufmerksamkeit zuteil, der Nervus intermedius wurde meistens vernachlässigt bzw. nicht berücksichtigt. Die intraoperative Erkennung des Nervus intermedius ermöglicht jedoch eine bessere Orientierung bei operationsstrategischen Entscheidungen. Mit dieser Arbeit konnten wir über den Nervus intermedius folgenden Thesen aufstellen:

(1) eigenständige embryologische Entwicklung;

(2) eigene historisch-anatomische Entdeckung;

(3) unterschiedliche Typen des Austrittes aus dem Hirnstamm; (4) Variabilität der Stränge;

(4) Präsenz qualitativ nicht vom N. facialis zu unterscheidender myelinisierter Fasern;

(5) eindeutige intraoperative elektrophysiologische Antwort;

(6) Korrelation zwischen Mundastschwäche und EMG;

(7) Evidenz der Vena intermedia als reproduzierbares Merkmal.

Die Achtung dieser Merkmale kann die Planung, Strategie und Durchführung mikrochirurgischer Eingriffe in der hinteren Schädelgrube erheblich beeinflussen.

Literaturverzeichnis

Adour, K. K. (1989). "Mona Lisa syndrome: solving the enigma of the Gioconda smile." Ann Otol Rhinol Laryngol 98(3): 196-9.

Akard, W., R. S. Tubbs, Z. A. Seymour, W. E. Hitselberger and A. A. Cohen-Gadol (2009). "Evolution of techniques for the resection of vestibular schwannomas: from saving life to saving function." J Neurosurg 110(4): 642-7.

Alcaraz, N., W. A. King and P. A. Wackym (1999). "Endoscopy during neurotomy of the nervus intermedius for geniculate neuralgia." Otolaryngol Head Neck Surg 121(3): 334-5.

Alfieri, A. and C. Strauss (2011). "Microvascular decompression may be an effective treatment for nervus intermedius neuralgia." J Laryngol Otol 125(7): 765.

Alfieri, A., J. Fleischhammer and J. Prell (2011a). "The functions of nervus intermedius." AJNR Am J Neuroradiol 33: 110.

Alfieri, A., E. Peschke, J. Fleischhammer, L. Litvak and C. Strauss (2011b). " Zona di Obersteiner-Redlich del nervo intermedio di Wrisberg. Studio anatomo-istologico ed implicazioni cliniche. " 60. Congresso Nazionale Società Italiana di Neurochirurgia; Florence (Italy).

Alfieri, A., E. Peschke, J. Fleischhammer and C. Strauss (2011c). " The nervus intermedius and its contiguous structures in the cerebellopontine angle. An anatomical study. " 62. Jahrestagung der Deutschen Gesellschaft für Neurochirurgie; Hamburg (Germany).

Alfieri, A., E. Peschke, J. Fleischhammer and C. Strauss (2011d). " The nervus intermedius in the cerebellopontine angle. An anatomical and histological study. " 61st Annual Meeting of the Congress of Neurological Surgeons; Washington, DC (USA).

Alfieri, A., S. Rampp, C. Scheller, J. Rachinger, J. Fleischhammer, C. Strauss and J. Prell (2011e). Electrophysiological and anatomical features of the nervus intermedius during microsurgery of acoustic neuromas. 61st Annual Meeting of the Congress of Neurological Surgeons; Washington, DC (USA).

Alfieri, A., C. Strauss, J. Prell and E. Peschke (2010). "History of the nervus intermedius of Wrisberg." Ann Anat 192(3): 139-44.

Arnold, F. (1831). Der Kopftheil des vegetativen Nervensystems beim Menschen: In anatomischer und physiologischer Hinsicht, Karl Groos (Leipzig).

Arriaga, M., C. Shelton, P. Nassif and D. E. Brackmann (1992). "Selection of surgical approaches for meningiomas affecting the temporal bone." Otolaryngol Head Neck Surg 107(6): 738-44.

Ashram, Y. A., R. K. Jackler, L. H. Pitts and C. D. Yingling (2005). "Intraoperative electrophysiologic identification of the nervus intermedius." Otol Neurotol 26(2): 274-9.

Aslan, A., C. Goktan, M. Okumus, S. Tarhan and H. Unlu (2001). "Morphometric analysis of anatomical relationships of the facial nerve for mastoid surgery." J Laryngol Otol 115(6): 447-9.

Banfai, P. (1976). "Applied anatomy of the facial nerve. I. Nuclei, supranuclear connectiions and peripheral nerve." Hno 24(8): 253-64.

Barker, F. G., P. J. Jannetta, D. J. Bissonette, P. T. Shields, M. V. Larkins and H. D. Jho (1995). "Microvascular decompression for hemifacial spasm." Journal of neurosurgery 82(2): 201-210.

Bellotti, C., M. Medina, G. Oliveri, F. Ettorre, S. Barrale, C. Sturiale and A. Melcarne (1988). "Neuralgia of the intermediate nerve combined with trigeminal neuralgia: case report." Acta Neurochir (Wien) 91(3-4): 142-3.

Bernat, I., A. B. Grayeli, G. Esquia, Z. Zhang, M. Kalamarides and O. Sterkers (2010). "Intraoperative electromyography and surgical observations as predictive factors of facial nerve outcome in vestibular schwannoma surgery." Otol Neurotol 31(2): 306-12.

Benz, B. and D. Baumgarten (1987). "The Hitselberger sign as a perception phenomenon." Acta Otorhinolaryngol Belg 41(1): 40-8.

Bischoff, P. E. (1865). Mikroskopische Analyse der Anastomosen der Kopfnerven. München, J.J. Lentner (München).

Birmingham, A. (1895). "Nerve of Wrisberg." J Anat Physiol 30(Pt 1): 63-9.

Blunt, M. J. (1954). "The blood supply of the facial nerve." J Anat 88(4): 520-6.

Borkowski, J. E. (1992). "Mona Lisa: the enigma of the smile." J Forensic Sci 37(6): 1706-11.

Brackmann, D. E., W. E. Hitselberger and J. V. Robinson (1978). "Facial nerve repair in cerebellopontine angle surgery." Ann Otol Rhinol Laryngol 87(6 Pt 1): 772-7.

Bremond, G. and M. Garcin (1975). "Microsurgical approach to the cerebellopontine angle." J Laryngol Otol 89(3): 237-48.

Bruyn, G. W. (1984). "Nervus intermedius neuralgia (Hunt)." Cephalalgia 4(1): 71-8.

Burmeister, H. P., P. A. Baltzer, M. Dietzel, I. Krumbein, T. Bitter, A. Schrott-Fischer, O. Guntinas-Lichius and W. A. Kaiser (2011). "Identification of the Nervus Intermedius Using 3T MR Imaging." AJNR Am J Neuroradiol 32(3): 460-4.

Buyse, G. G., J. Caekebeke, P. Demaerel and C. Plets (1999). "Primary brain stem tethering: a rare cause of geniculate neuralgia." J Laryngol Otol 113(10): 945-7.

Cheung, S. W., D. Aranda, C. L. Driscoll and A. T. Parsa (2010). "Mapping clinical outcomes expectations to treatment decisions: an application to vestibular schwannoma management." Otol Neurotol 31(2): 284-93.

Chung, C. J., S. Mukherji, L. Fordham, W. Boydston and R. Hudgins (1997). "Geniculate ganglion meningioma." Pediatr Radiol 27(11): 847-9.

Crosby, E. C. and B. R. Dejonge (1963). "Experimental and Clinical Studies of the Central Connections and Central Relations of the Facial Nerve." Ann Otol Rhinol Laryngol 72: 735-55.

Cruccu, G., L. H. Bonamico and J. M. Zakrzewska (2010). "Cranial neuralgias." Handb Clin Neurol 97: 663-78.

Cushing, H. (1917). Tumors of the Nervus Acusticus and the Syndrome of the cerebellopontine Angle. Philadelphia, W.B. Saunders.

De Ridder, D., A. Moller, J. Verlooy, M. Cornelissen and L. De Ridder (2002). "Is the root entry/exit zone important in microvascular compression syndromes?" Neurosurgery 51(2): 427-33; discussion 433-4.

Dixon, A. F. (1899). "The sensory distribution of the facial nerve in man." Transactions of the Royal Academy of Medicine in Ireland 17(1): 613-641.

Dobozi, M. (1975). "Surgical anatomy of the Geniculate ganglion." Acta Otolaryngol 80(1-2): 116-9.

Drummond, P. D. (1995a). "Lacrimation induced by thermal stress in patients with a facial nerve lesion." Neurology 45(6): 1112-4.

Drummond, P. D. (1995b). "Mechanisms of physiological gustatory sweating and flushing in the face." J Auton Nerv Syst 52(2-3): 117-24.

Drummond, P. D., G. M. Boyce and J. W. Lance (1987). "Postherpetic gustatory flushing and sweating." Ann Neurol 21(6): 559-63.

Drummond, P. D. and J. W. Lance (1987). "Facial flushing and sweating mediated by the sympathetic nervous system." Brain 110 (Pt 3): 793-803.

Eshraghi, A. A., C. A. Buchman and F. F. Telischi (2002). "Sensory Auricular Branch of the Facial Nerve." Otology & Neurotology 23(3): 393-6.

Eustachius, B. (1563). Opuscola anatomica. Venice.

Flamm, E. S. (1967). "Historical observations on the cranial nerves." J Neurosurg 27(4): 285-97.

Haines, S. J. and F. Torres (1991). "Intraoperative monitoring of the facial nerve during decompressive surgery for hemifacial spasm." J Neurosurg 74(2): 254-7.

Flores, A. J., C. J. Lavernia and P. W. Owens (2000). "Anatomy and physiology of peripheral nerve injury and repair." Am J Orthop (Belle Mead NJ) 29(3): 167-73.

Fortuna, A., E. La Torre and C. Forni (1972). "The cisternal segment of the nervus intermedius of Wrisberg: An anatomical study under the operating microscope." Acta Neurochirurgica 27(1): 53-62.

Furutani, R., T. Izawa and S. Sugita (2004). "Distribution of facial motoneurons innervating the common facial muscles of the rabbit and rat." Okajimas Folia Anat Jpn 81(5): 101-8.

Gacek, R. and M. J. Lyon (2010). "Evidence of a gustatory-vestibular pathway for protein transport." Otol Neurotol 31(2): 313-8.

Garmizo, G. (1987). "Crocodile tears syndrome." J Am Optom Assoc 58(6): 506-8.

Glasscock, M. E., 3rd, G. W. Miller, F. D. Drake and M. M. Kanok (1978). "Surgery of the skull base." Laryngoscope 88(6): 905-23.

Guclu, B., D. Meyronet, E. Simon, N. Streichenberger, M. Sindou and P. Mertens (2009). "Structural anatomy of cranial nerves (V, VII, VIII, IX, X)." Neurochirurgie 55(2): 92-8.

Guinand, N., T. Just, N. W. Stow, H. C. Van and B. N. Landis (2010). "Cutting the chorda tympani: not just a matter of taste." J Laryngol Otol 124(9): 999-1002.

Guizetti, B. and R. J. Radlanski (1996). "Development of the parotid gland and its closer neighboring structures in human embryos and fetuses of 19-67 mm CRL." Ann Anat 178(6): 503-8.

Haines, S. J. and F. Torres (1991). "Intraoperative monitoring of the facial nerve during decompressive surgery for hemifacial spasm." J Neurosurg 74(2): 254-7.

Hall, G. M., J. L. Pulec and A. L. Rhoton, Jr. (1969). "Geniculate ganglion anatomy for the otologist." Arch Otolaryngol 90(5): 568-71.

Hellebrand, M. C., U. Friebe-Hoffmann, H. G. Bender, G. Kojda and T. K. Hoffmann (2006). "Mona Lisa syndrome: idiopathic facial paralysis during pregnancy." Z Geburtshilfe Neonatol 210(4): 126-34.

Hillman, T., D. A. Chen, M. A. Arriaga and M. Quigley (2010). "Facial nerve function and hearing preservation acoustic tumor surgery: does the approach matter?" Otolaryngol Head Neck Surg 142(1): 115-9.

His, W. (1889). "Zur Entwickelungsgeschichte des Acustico-Facialgebietes beim Menschen." Arch Anat Physiol Suppl.: 1-28.

Hitselberger, W. E. (1966). "External auditory canal hypesthesia: an early sign of acoustic neurilemoma." Am Surg 32(10): 741-3.

House, J. W., W. E. Hitselberger, J. McElveen and D. E. Brackmann (1984). "Retrolabyrinthine section of the vestibular nerve." Otolaryngol Head Neck Surg 92(2): 212-5.

House, W. F. and W. E. Hitselberger (1985). "The neuro-otologist's view of the surgical management of acoustic neuromas." Clin Neurosurg 32: 214-22.

House, W. F. and W. E. Hitselberger (1968). "Preservation of the facial nerve in acoustic tumor surgery." Arch Otolaryngol 88(6): 655-8.

Hunt, R. (1907). "Otalgia considered as an affection of the sensory system of the seventh cranial nerve." Arch Otolaryngol 36: 543-557.

Hunt, R. (1915). "The sensory system of the facial erve and its symptomatology." Brain 38: 418-446.

Hunt, R. (1937). "Geniculate neuralgia (neuralgia of the nervus facialis); a further contribution to the sensory system of the facial nerve and its neuroalgic conditions." Arch Neurol Psychiat(37): 253-285.

Ii, F. G. B., P. J. Jannetta, D. J. Bissonette, P. T. Shields, M. V. Larkins and H. D. Jho (1995). "Microvascular decompression for hemifacial spasm." Journal of Neurosurgery: Pediatrics 82(2).

Irving, R. M., L. Viani, D. G. Hardy, D. M. Baguley and D. A. Moffat (1995). "Nervus intermedius function after vestibular schwannoma removal: clinical features and pathophysiological mechanisms." Laryngoscope 105(8 Pt 1): 809-13.

Kanpolat, Y., G. Kahilogullari, H. C. Ugur and A. H. Elhan (2008). "Computed tomography-guided percutaneous trigeminal tractotomy-nucleotomy." Neurosurgery 63 (Suppl 1):147-53.

Kempe, L. G. and D. R. Smith (1969). "Trigeminal neuralgia, facial spasm, intermedius and glossopharyngeal neuralgia with persistent carotid basilar anastomosis." J Neurosurg 31(4): 445-51.

King, W. A., P. A. Wackym, C. Sen, G. A. Meyer, J. Shiau and H. Deutsch (2001). "Adjunctive use of endoscopy during posterior fossa surgery to treat cranial neuropathies." Neurosurgery 49(1): 108-15.

Kohnstamm, O. (1902). "Vom Centrum der Speichelsekretion, dem Nervus intermedius und der gekreuzten Facialiswurzel." Verhandlungen des Congresses fur Innere Medizin, Wiesbaden.

Koos, W. T., J. D. Day, C. Matula and D. I. Levy (1998). "Neurotopographic considerations in the microsurgical treatment of small acoustic neurinomas." J Neurosurg 88(3): 506-12.

Kopsch, F (1957). Nomina anatomica. Georg Thieme Verlag, Stuttgart. Germany

Kriesche, B.M. (2003),,Histomorphometrische Untersuchung zur gerichteten Nervendistraktion anhand des Nervus facialis der Ratte." Inaugural Dissertation. Med. Fak. Freiburg im Breisgau.

Kuczynski, K. (1980). "Histology of the peripheral nerve trunks." Int Surg 65(6): 495-8.

Ladher, R. K., P. O'Neill and J. Begbie (2010). "From shared lineage to distinct functions: the development of the inner ear and epibranchial placodes." Development 137(11): 1777-85.

Lamprecht, A. and J. Lamprecht (1988). "Experiences with smell and taste studies in 798 patients." HNO 36(7): 282-5.

Lang, J. (1981). "Neuroanatomy of the optic, trigeminal, facial, glossopharyngeal, vagus, accessory and hypoglossal nerves." Arch Otorhinolaryngol 231(1): 1-69.

Lang, J. (1985). "Anatomy of the brainstem and the lower cranial nerves, vessels, and surrounding structures." Am J Otol Suppl: 1-19.

Lanman, T. H., D. E. Brackmann, W. E. Hitselberger and B. Subin (1999). "Report of 190 consecutive cases of large acoustic tumors (vestibular schwannoma) removed via the translabyrinthine approach." J Neurosurg 90(4): 617-23.

Levin, S. L. (1987). "Syndromes of a complex lesion of greater and lesser superficial petrosal nerves (paradoxical facial hyperaemia, salivation, lacrimation and mucus excretion)." J Neurol 234(1): 31-5.

Lobko, P. I. and S. I. Khi'lkevich (1989). "The intermediate nerve and its place in the system of cranial nerves." Arkh Anat Gistol Embriol 97(9): 37-46.

Lobko, P. I. and S. I. Khil'kevich (1992). "The intermediate nerve system." Morfologiia 102(5): 42-50.

Lovely, T. J. and P. J. Jannetta (1997). "Surgical management of geniculate neuralgia." Am J Otol 18(4): 512-7.

Lovely, T. J., X. Kotsiakis and P. J. Jannetta (1998). "The surgical management of chronic cluster headache." Headache 38(8): 590-4.

Maley, B., T. Mullett and R. Elde (1983). "The nucleus tractus solitarii of the cat: a comparison of Golgi impregnated neurons with methionine-enkephalin- and substance P-immunoreactive neurons." J Comp Neurol 217(4): 405-17.

Martínez Garcia, A. (2006). "The Mona Lisa: a compendium of Internal Medicine." An Med Interna 23(3): 139-41.

May, M. and B. Shaitkin (2000). The facial nerve. New York, Thieme.

Mills, C. K. (1910). "The sensory functions attributed to the seventh nerve." J Nerv Ment Dis 37: 273-84335.

Minatogawa, T., T. Kumoi, H. Hosomi and T. Kokan (1980). "The blood supply of the facial nerve in the human temporal bone." Auris Nasus Larynx 7(1): 7-18.

Moller, A. R. and P. J. Jannetta (1984). "Preservation of facial function during removal of acoustic neuromas. Use of monopolar constant-voltage stimulation and EMG." J Neurosurg 61(4): 757-60.

Moller, A. R. and P. J. Jannetta (1985a). "Microvascular decompression in hemifacial spasm: intraoperative electrophysiological observations." Neurosurgery 16(5): 612-8.

Moller, A. R. and P. J. Jannetta (1985b). "Monitoring of facial nerve function during removal of acoustic tumor." Am J Otol Suppl: 27-9.

Moller, A. R. and P. J. Jannetta (1986). "Device to locate facial nerve during surgery." Arch Otolaryngol Head Neck Surg 112(6): 679.

Monkhouse, W. S. (1990). "The anatomy of the facial nerve." Ear Nose Throat J 69(10): 677-83, 686-7.

Montoya, F. J., C. E. Riddell, R. Caesar and S. Hague (2002). "Treatment of gustatory hyperlacrimation (crocodile tears) with injection of botulinum toxin into the lacrimal gland." Eye (Lond) 16(6): 705-9.

Morell, P. and W. T. Norton (1980). "Myelin." Sci Am 242(5): 88-90, 92, 96.

Morgenlander, J. C. and R. H. Wilkins (1990). "Surgical treatment of cluster headache." J Neurosurg 72(6): 866-71.

Muller, F. and R. O'Rahilly (1989). "The human brain at stage 16, including the initial evagination of the neurohypophysis." Anat Embryol (Berl) 179(6): 551-69.

Murube, J. (2005). "Crocodile tears." Ocul Surf 3(2): 69-72.

Nageotte, J. (1906). "The pars intermedia or nervus intermedius of Wrisberg, and the bulbo-pontine gustatory nucleus in man." Rev. Neurol. Psychiatr 4: 473–488.

Nichani, J. R., V. Malik, T. J. Woolford, R. T. Ramsden and J. J. Homer (2010). "The role of Nervus Intermedius in side specific nasal responses." Rhinology 48(1): 23-7.

Nottingham, J. (1857). Diseases of the ear: illustrated by clinical observations, J. Churchill.

O'Rahilly, R. and F. Muller (2010). "Developmental stages in human embryos: revised and new measurements." Cells Tissues Organs 192(2): 73-84.

Obersteiner, H. and E. Redlich (1895). "Über Wesen und Pathogenese der tabischen Hinterstrangsdegeneration." Arbeiten aus dem neurologischen Institut an der Wiener universität. 2: 158.

Oh, C. S., I. H. Chung, K. S. Lee and S. Tanaka (2003). "Morphological study on the rootlets comprising the root of the intermediate nerve." Anat Sci Int 78(2): 111-3.

Olesen J. and Third International Headache Classification Committee of the International Headache Society (2011). "New plans for headache classification: ICHD-3. " Cephalalgia 31(1): 4-5

Orbison, T. J. (1909). "Herpes of the membrana tympani: due to zosteroid affection of the petrosal ganglion." J Nerv Ment Dis 11: 211-221.

Osawa, S., A. L. Rhoton, Jr., A. Seker, S. Shimizu, K. Fujii and A. B. Kassam (2009). "Microsurgical and endoscopic anatomy of the vidian canal." Neurosurgery 64(5 Suppl 2): 385-411.

Ozer, F. D., Y. K. Duransoy and M. Camlar (2009). "Atypic geniculate neuralgia: atypic anatomic correlation of cranial nerve roots and AICA." Acta Neurochir (Wien) 151(8): 1003-4.

Panagopoulos, K., M. Chakraborty, C. E. Deopujari and R. P. Sengupta (1987). "Neurovascular decompression for cranial rhizopathies." Br J Neurosurg 1(2): 235-41.

Parisier, S. C. (1977). "The middle cranial fossa approach to the internal auditory canal -- an anatomical study stressing critical distances between surgical landmarks." Laryngoscope 87(4 Pt 2 Suppl 4): 1-20.

Prell, J., J. Rachinger, C. Scheller, A. Alfieri, C. Strauss and S. Rampp (2010). "A real-time monitoring system for the facial nerve." Neurosurgery 66(6): 1064-73; discussion 1073.

Prell, J., S. Rampp, J. Romstock, R. Fahlbusch and C. Strauss (2007). "Train time as a quantitative electromyographic parameter for facial nerve function in patients undergoing surgery for vestibular schwannoma." J Neurosurg 106(5): 826-32.

Prell, J., S. Rampp, J. Rachinger, C. Scheller, R. Naraghi and C. Strauss (2008). "Spontaneous electromyographic activity during microvascular decompression in trigeminal neuralgia." J Clin Neurophysiol 25(4): 225-32.

Proctor, B. and G. T. Nager (1982). "The facial canal: normal anatomy, variations and anomalies. I. Normal anatomy of the facial canal." Ann Otol Rhinol Laryngol Suppl 97: 33-44.

Pulec, J. L. (1976). "Geniculate neuralgia: diagnosis and surgical management." Laryngoscope 86(7): 955-64.

Pulec, J. L. (2002). "Geniculate neuralgia: long-term results of surgical treatment." Ear Nose Throat J 81(1): 30-3.

Qiu, J., L. Qiao, F. Chen, W. Huang and J. Wang (2002). "[Otoendoscopic tympanic segment and ganglion geniculi of facial nerve decompression via the attic approach]." Lin Chuang Er Bi Yan Hou Ke Za Zhi 16(7): 338-9.

Rampp, S., J. Prell, J. C. Rachinger, C. Scheller and C. Strauss (2011). "Does electrode placement influence quality of intraoperative monitoring in vestibular schwannoma surgery?" Cen Eur Neurosurg 72(1): 22-7.

Rampp, S., J. Prell, H. Thielemann, S. Posch, C. Strauss and J. Romstock (2007). "Baseline correction of intraoperative electromyography using discrete wavelet transform." J Clin Monit Comput 21(4): 219-26

Rauber, A. and F. Kopsch (2003). Anatomie des Menschen. Wien, Thieme.

Reichert, F. L. (1934). "Tympanic plexus neuralgia. True tic doloreux of the ear or so-called geniculate ganglion neuralgie: cure effected by intracranial section of the glossopharyngeal nerve." JAMA 100: 1744-1746.

Retzius, G. (1879). "Undersökning öfver cerebrospinalgangliernas nerveller med särskild hänsyn till dessas utlöpare." Nord Med Ark 11: 1-24.

Rhoton, A. L., Jr. (1968). "Afferent connections of the facial nerve." J Comp Neurol 133(1): 89-100.

Rhoton, A. L., Jr. (2000). "The cerebellopontine angle and posterior fossa cranial nerves by the retrosigmoid approach." Neurosurgery 47(3 Suppl): S93-129.

Rhoton, A. L., Jr., S. Kobayashi and W. H. Hollinshead (1968a). "Nervus intermedius." J Neurosurg 29(6): 609-18.

Rhoton, A. L., Jr., J. L. Pulec, G. M. Hall and A. S. Boyd, Jr. (1968b). "Absence of bone over the geniculate ganglion." J Neurosurg 28(1): 48-53.

Riederer, F., P. S. Sandor, M. Linnebank and D. A. Ettlin (2010). "Familial occipital and nervus intermedius neuralgia in a Swiss family." J Headache Pain 11(4): 335-8.

Roberson, J. B., Jr., D. E. Brackmann and W. E. Hitselberger (1996). "Acoustic neuroma recurrence after suboccipital resection: management with translabyrinthine resection." Am J Otol 17(2): 307-11.

Romstock, J., C. Strauss and R. Fahlbusch (2000). "Continuous electromyography monitoring of motor cranial nerves during cerebellopontine angle surgery." J Neurosurg 93(4): 586-93.

Rose, K. G., R. Ortmann, F. Wustrow and D. Seegers (1979). "Vidian neurectomy: neuroanatomical considerations and a report on a new surgical approach." Arch Otorhinolaryngol 224(3-4): 157-68.

Rupa, V., R. L. Saunders and D. J. Weider (1991). "Geniculate neuralgia: the surgical management of primary otalgia." J Neurosurg 75(4): 505-11.

Rupa, V., D. J. Weider, S. Glasner and R. L. Saunders (1992). "Geniculate ganglion: anatomic study with surgical implications." Am J Otol 13(5): 470-3.

Rushton, J. G., J. C. Stevens and R. H. Miller (1981). "Glossopharyngeal (vagoglossopharyngeal) neuralgia: a study of 217 cases." Arch Neurol 38(4): 201-5.

Saers, S. J., K. S. Han and J. A. de Ru (2011). "Microvascular decompression may be an effective treatment for nervus intermedius neuralgia." J Laryngol Otol: 1-3.

Samii, M. and C. Matthies (1997). "Management of 1000 vestibular schwannomas (acoustic neuromas): the facial nerve--preservation and restitution of function." Neurosurgery 40(4): 684-94.

Samii, M., V. M. Gerganov and A. Samii (2010). "Functional outcome after complete surgical removal of giant vestibular schwannomas." J Neurosurg 112(4): 860-7.

Sakas, D. E., I. G. Panourias, G. Stranjalis, M. P. Stefanatou, N. Maratheftis and N. Bontozoglou (2007). "Paroxysmal otalgia due to compression of the intermediate nerve: a distinct syndrome of neurovascular conflict confirmed by neuroimaging. Case report." J Neurosurg 107(6): 1228-30.

Sapolini, G. (1881). "Studi anatomici sul nervo di Wrisberg e su la corda del timpano o tredicesimo nervo craniale." Annali universali di medicina e chirurgia 255(763): 3-25.

Sapolini, G. (1883). "Études anatomiques sur le nerf de Wrisberg et la corde du tympan ou un treziseme nerf cranien." J Med Brux 77: 337-344, 460, 570.

Scheller, C., J. Rachinger, J. Prell, M. Kornhuber and C. Strauss (2008). "Schwannoma of the intermediate nerve." J Neurosurg 109(1): 144-8.

Schimert, J. (1936). "Der Nervus intermedius und das Ganglion geniculi nervi facialis." Ztschr. f. mikr. anat. Forsch. 39: 35-44.

Shadan, S. (2009). "Molecular biology: A taste of umami." Nature 457(7226): 160.

Shaw, J. P. (1992). "A history of the enumeration of the cranial nerves by European and British anatomists from the time of Galen to 1895, with comments on nomenclature." Clinical Anatomy 5(6).

Shimozawa, A. (1975a). "Quantitative studies on the intermediate nerve of the mouse with the electron microscope." Acta Anat (Basel) 91(2): 181-8.

Shimozawa, A. (1975b). "Quantitative studies on the motor root of the mouse facial nerve. An electron-microscopic study." Acta Anat (Basel) 92(2): 171-7.

Shimozawa, A. (1976). "Quantitative studies on the mouse facial nerve trunk distal to the geniculate ganglion. An electron-microscopic study." Acta Anat (Basel) 95(4): 529-36.

Shimozawa, A. (1982). "Nerve fiber caliber analysis in the mouse intermediate nerve with electron microscope." Anat Anz 151(3): 286-96.

Slavik, E. E., B. M. Djurovic, D. V. Radulovic, M. B. Jokovic, M. Rakic, L. G. Rasulic, G. M. Tasic and I. M. Nikolic (2008). "Neurovascular compression (conflict)." Acta Chir Iugosl 55(2): 161-8.

Smith, J., K. K. Nichols and E. K. Baldwin (2008). "Current patterns in the use of diagnostic tests in dry eye evaluation." Cornea 27(6): 656-62.

Snipes, G. J. and W. Orfali (1998). "Common themes in peripheral neuropathy disease genes." Cell Biol Int 22(11-12): 815-35.

Snipes, G. J., W. Orfali, A. Fraser, K. Dickson and J. Colby (1999). "The anatomy and cell biology of peripheral myelin protein-22." Ann N Y Acad Sci 883: 143-51.

Snipes, G. J. and U. Suter (1995a). "Molecular anatomy and genetics of myelin proteins in the peripheral nervous system." J Anat 186 (Pt 3): 483-94.

Snipes, G. J. and U. Suter (1995b). "Molecular basis of common hereditary motor and sensory neuropathies in humans and in mouse models." Brain Pathol 5(3): 233-47.

Snipes, G. J. and U. Suter (1997). "Cholesterol and myelin." Subcell Biochem 28: 173-204.

Snipes, G. J., U. Suter and E. M. Shooter (1993). "The genetics of myelin." Curr Opin Neurobiol 3(5): 694-702.

Soemmering, S. T. (1792). "De basi encephali et originibus nervorum cranio egredientium." C. Fr. Ludwig's Scriptores Neurologie, minores selecti. Lipsiae.

Soemmerring, S. T. (1778). "De basi encephali et originibus nervorum cranio egredientium libri quinque."

Solomon, S. and R. I. Apfelbaum (1986). "Surgical decompression of the facial nerve in the treatment of chronic cluster headache." Arch Neurol 43(5): 479-82.

Stangerup, S. E., J. Thomsen, M. Tos and P. Caye-Thomasen (2010). "Long-term hearing preservation in vestibular schwannoma." Otol Neurotol 31(2): 271-5.

Sterkers, J. M., G. A. Morrison, O. Sterkers and M. M. El-Dine (1994). "Preservation of facial, cochlear, and other nerve functions in acoustic neuroma treatment." Otolaryngol Head Neck Surg 110(2): 146-55.

Sterkers, J. M. and G. Renou (1976). "[Does Wrisberg's intermediary neuralgia exist?]." Acta Otorhinolaryngol Belg 30(5): 489-92.

Strauss, C. (2002). "The facial nerve in medial acoustic neuromas." J Neurosurg 97(5): 1083-90.

Strauss, C., B. Bischoff, J. Romstock, J. Rachinger, S. Rampp and J. Prell (2008). "Hearing preservation in medial vestibular schwannomas." J Neurosurg 109(1): 70-6.

Strauss, C., R. Fahlbusch, M. Berg and T. Haid (1989). "[Function-saving microsurgery in suboccipital removal of large acoustic neuromas]." HNO 37(7): 281-6.

Strauss, C., E. Lutjen-Drecoll and R. Fahlbusch (1997). "Pericollicular surgical approaches to the rhomboid fossa. Part I. Anatomical basis." J Neurosurg 87(6): 893-9.

Strauss, C., R. Naraghi, B. Bischoff, W. J. Huk and J. Romstock (2000). "Contralateral hearing loss as an effect of venous congestion at the ipsilateral inferior colliculus after microvascular decompression: report of a case." J Neurol Neurosurg Psychiatry 69(5): 679-82.

Strauss, C., J. Prell, S. Rampp and J. Romstock (2006a). "Split facial nerve course in vestibular schwannomas." J Neurosurg 105(5): 698-705.

Strauss, C., J. Romstock and R. Fahlbusch (1999). "Pericollicular approaches to the rhomboid fossa. Part II. Neurophysiological basis." J Neurosurg 91(5): 768-75.

Strauss, C., J. Romstock, R. Fahlbusch, S. Rampp and C. Scheller (2006b). "Preservation of facial nerve function after postoperative vasoactive treatment in vestibular schwannoma surgery." Neurosurgery 59(3): 577-84.

Strauss, C., J. Romstock, C. Nimsky and R. Fahlbusch (1993). "Intraoperative identification of motor areas of the rhomboid fossa using direct stimulation." J Neurosurg 79(3): 393-9.

Stripf, T., K. Braun, H. Gouveris, E. A. Stripf, W. J. Mann and R. G. Amedee (2007). "Influence of different approaches to the cerebellopontine angle on the function of the intermediate nerve." J Neurosurg 107(5): 927-31.

Sunderland, S. (1965). "The connective tissues of peripheral nerves." Brain 88(4): 841-54.

Sunderland, S. (1990). "The anatomy and physiology of nerve injury." Muscle Nerve 13(9): 771-84.

Teo, M. K. and M. S. Eljamel (2010). "Role of craniotomy repair in reducing postoperative headaches after a retrosigmoid approach." Neurosurgery 67(5): 1286-91.

Tohma, A., K. Mine, Y. Tamatsu and K. Shimada (2004). "Communication between the buccal nerve (V) and facial nerve (VII) in the human face." Ann Anat 186(2): 173-8.

Tomii, M., H. Onoue, M. Yasue, S. Tokudome and T. Abe (2003). "Microscopic measurement of the facial nerve root exit zone from central glial myelin to peripheral Schwann cell myelin." J Neurosurg(99): 121-124.

Tschabitscher, M. and K. Hocker (1991). "The intermediary nerve at its entry and exist site in the brain stem." Neurochirurgia (Stuttg) 34(3): 73-5.

Ulubil, S. A., A. A. Eshraghi and F. F. Telischi (2009). "Sectioning the sensory auricular branch of the facial nerve to treat recalcitrant otalgia." Otol Neurotol 30(4): 522-4.

Urness, L. D., C. N. Paxton, X. Wang, G. C. Schoenwolf and S. L. Mansour (2010). "FGF signaling regulates otic placode induction and refinement by controlling both ectodermal target genes and hindbrain Wnt8a." Dev Biol 340(2): 595-604.

Van Buskirk, C. (1945). "The seventh nerve complex." The Journal of Comparative Neurology 82(3).

Wake, M. and E. Hitchcock (1987). "A review of treatment modalities for periodic migrainous neuralgia." Pain 31(3): 345-52.

Weidauer, H. and H. Feldmann (1973). "[Proceedings: Hitselberger' sign- its significance in the diagnosis of acoustic neurinoma]." Arch Klin Exp Ohren Nasen Kehlkopfheilkd 205(2): 126-30.

Weigner, K. (1905). "Über den Verlauf des Nervus intermedius." Anat. Hefte 29: 97-163.

Whitehead, M. C. and M. E. Frank (1983). "Anatomy of the gustatory system in the hamster: central projections of the chorda tympani and the lingual nerve." J Comp Neurol 220(4): 378-95.

Wrisberg, H. A. (1777). „Observationes anatomicae de quinto pare nervorum encephali et de nervis qui ex eodem duram matrem ingredi falso dicuntur", JC Dieterich.

Yeh, H. S. and J. M. Tew, Jr. (1984). "Tic convulsif, the combination of geniculate neuralgia and hemifacial spasm relieved by vascular decompression." Neurology 34(5): 682-3.

Yomo, S., M. Tamura, R. Carron, D. Porcheron and J. Regis (2010). "A quantitative comparison of radiosurgical treatment parameters in vestibular schwannomas: the Leksell Gamma Knife Perfexion versus Model 4C." Acta Neurochir (Wien) 152(1): 47-55.

Younes, W. M., H. H. Capelle and J. K. Krauss (2010). "Microvascular decompression of the anterior inferior cerebellar artery for intermediate nerve neuralgia." Stereotact Funct Neurosurg 88(3): 193-5.

Young, R. F. (1992). "Geniculate neuralgia." J Neurosurg 76(5): 888.

Zerari-Mailly, F., P. Buisseret, C. Buisseret-Delmas and A. Nosjean (2005). "Trigemino-solitarii-facial pathway in rats." J Comp Neurol 487(2): 176-89.

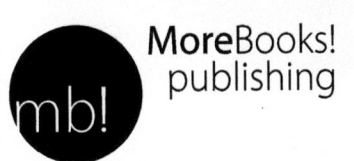

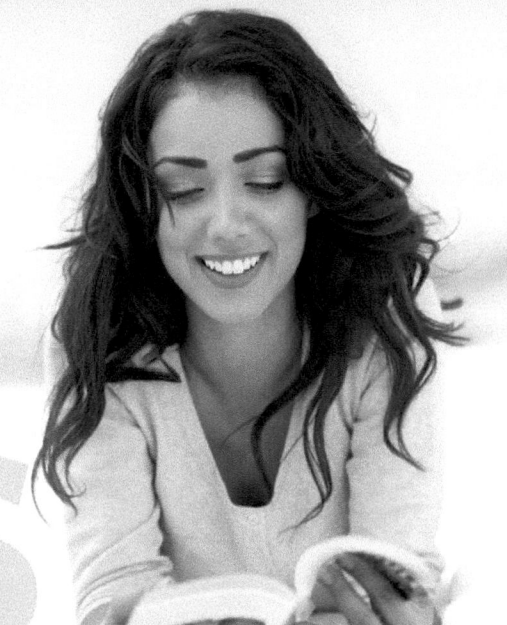

i want morebooks!

Buy your books fast and straightforward online - at one of world's fastest growing online book stores! Environmentally sound due to Print-on-Demand technologies.

Buy your books online at

www.get-morebooks.com

Kaufen Sie Ihre Bücher schnell und unkompliziert online – auf einer der am schnellsten wachsenden Buchhandelsplattformen weltweit! Dank Print-On-Demand umwelt- und ressourcenschonend produziert.

Bücher schneller online kaufen

www.morebooks.de

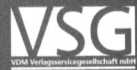

VDM Verlagsservicegesellschaft mbH
Heinrich-Böcking-Str. 6-8
D - 66121 Saarbrücken

Telefon: +49 681 3720 174
Telefax: +49 681 3720 1749

info@vdm-vsg.de
www.vdm-vsg.de

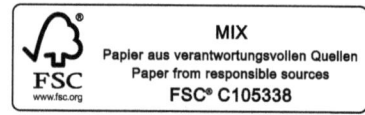

Printed by Books on Demand GmbH, Norderstedt / Germany